Die Medizin des Dao

Lotus Press

心字古文字寫為⊙篆文寫為忠乃描寫形

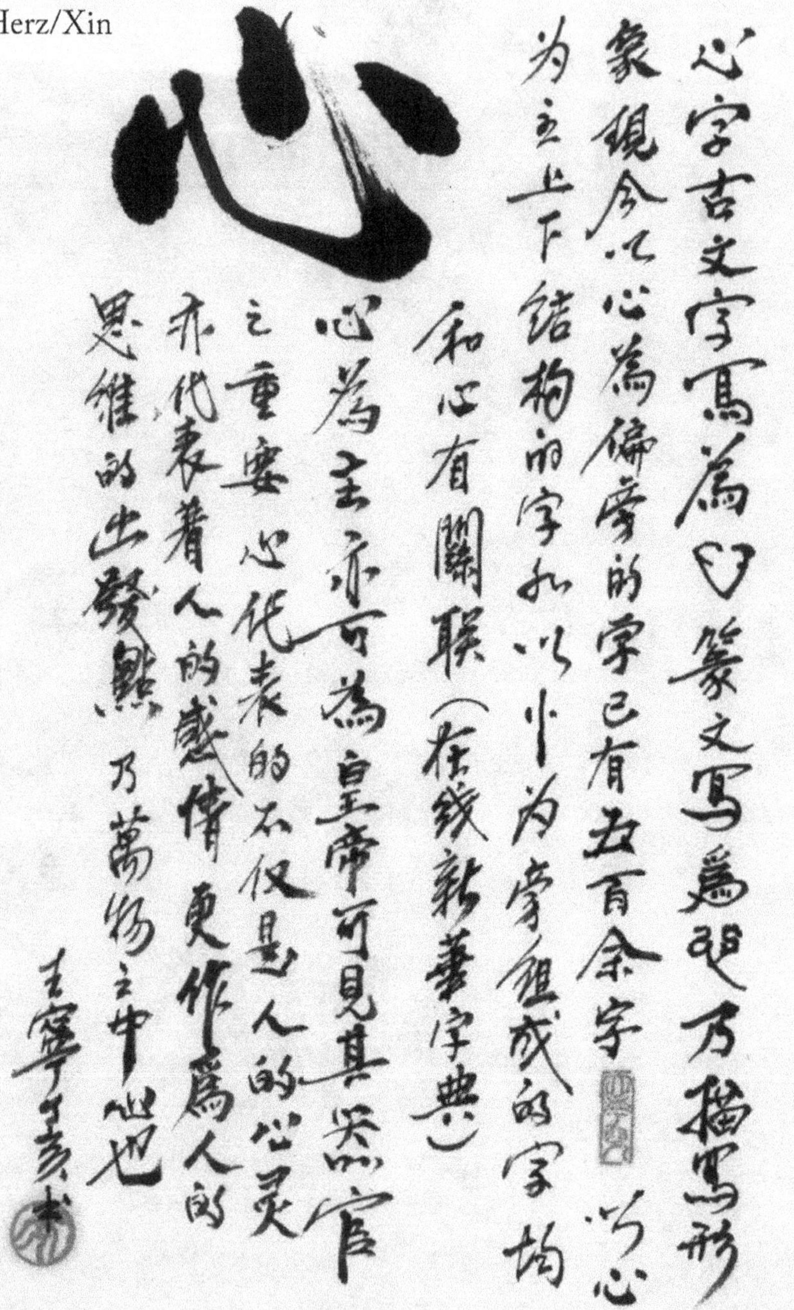

象觀念以心為偏旁的字已有五百余字以心

為主上下結構的字如以忄為旁組成的字均

和心有關聯（在錢新華字典）

心為主亦可為皇帝可見其器官

之重要心代表的不僅是人的心靈

亦代表着人的感情更作為人的

思維的出發點乃萬物主中心也

壬寅姜本

Joachim Stuhlmacher

Die Medizin des Dao

Das Verständnis der 12 Organnetzwerke in der Klassischen Chinesischen Medizin

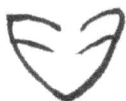

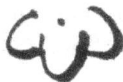

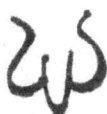

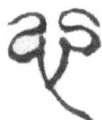

Ein Lesebuch für Heiler, Ärzte,
Therapeuten und Interessierte

LOTUS PRESS
www.lotus-press.com

Das vorliegende Buch ist sorgfältig erarbeitet worden. Dennoch erfolgen alle Angaben ohne Gewähr. Weder Autor noch Verlag können für eventuelle Nachteile oder Schäden, die aus den im Buch gemachten praktischen oder theoretischen Hinweisen resultieren, Haftung übernehmen.

Impressum

Joachim Stuhlmacher: Die Medizin des DAO - Die 12 Organsysteme der Chinesischen Medizin

Copyright 2013 by LOTUS-PRESS, Lingen

Text: Joachim Stuhlmacher
Zeichnungen: Andreas Seebeck
Lektorat: Anke Homrighausen und Daniela Stuhlmacher
Satz: Andreas Seebeck
Cover: Joachim Stuhlmacher und Tanja Thesing

ISBN Paperback 978-3-935367-23-3
ISBN eBook 978-3-935367-89-9
ISBN Kindle eBook 978-3-935367-88-2

www.lotus-press.com

Inhaltsverzeichnis

1. DANKSAGUNG

Ja, es hat einen Grund, warum ich mit der Danksagung beginne, bevor auch nur ein Wort zum Thema gefallen ist. An dieser Reihe über die 12 Organnetzwerke arbeite ich seit Jahren, in den letzten drei Jahren verstärkt. Doch ich hätte sie niemals schreiben können ohne meine Lehrer, die mich auf meinem Weg begleiteten und weiterhin begleiten.

Alles, was Sie auf den folgenden Seiten lesen und versuchen zu verstehen, verdanke ich u.a. Frau *Dr. Josefine Zöller,* der ich als Erstes in die Arme lief und die mich Demut und ein erstes spirituelles Verstehen innerhalb des **Qigong** lehrte. Dieses Fundament baut Meister *Li Zhi Chang* weiter aus. Er lehrt mich die kosmische Seite der Chinesischen Medizin, praktisch ausgeübt: das Stille Qigong. Außerdem lässt er mich an seinem reichhaltigen *therapeutischen* Wissen teilhaben.

Dr. Heiner Fruehauf und *Dr. Wang Qingyu* setzten weitere tiefe Keimlinge über die Beziehung zwischen Mikro- und Makrokosmos, zwischen dem Menschen und der Natur. Sie öffneten mein Herz für die Dinge zwischen den Zeilen, das medizinisch bedeutsame Wissen außerhalb der rein medizinischen Schriften, wie etwa aus dem **Yijing** oder dem **Daodejing.**

Großmeister Xu Mingtang betreut mich auf meinem eigenen Weg der Ausbildung spiritueller und heilerischer Fähigkeiten. Er lehrt mich, meine **Talente** zu fördern und tiefer in die Stille einzutreten.

Meister Jan Silberstorff und *Großmeister Chen Xiaowang* helfen mir, meinen eigenen Körper durch **Taijiquan** gesund

und beweglich zu halten und die Verbindung zwischen Philosophie und Bewegung tiefer zu verstehen.

Mein Dao-Meister Lu lässt mich den bisher eingeschlagenen Weg noch tiefer verstehen und spirituelle, universelle Entwicklung immer intensiver erfahren. Insbesondere meine verehrten Meister Liu, Meisterin Jin und Meister Lin lehren mich, eine tiefe Liebe zum Kosmos und seinen Energien und ein allumfassendes Mitgefühl für die Lebewesen zu entwickeln.

Allen gemeinsam ist, dass sie in mir ein Verständnis für die Gleichartigkeit aller spirituellen Traditionen geweckt haben und dass sie selber all die Dinge leben, die sie predigen. Faszinierend finde ich auch, dass all meine Meister ein wundervoller Humor begleitet, der hilft, dem teilweise nicht gerade leichten Leben mit einem sanften Lächeln zu begegnen und der überdies große Freude bereitet. Überhaupt haben sie mich gelehrt, dass Anstrengung, Schmerz, Disziplin und Arbeit absolut nichts Schlimmes oder Verwerfliches sind, sondern zum Weg, im Sinne von **Dao,** dazugehören.

Auch möchte ich meinen Schülern danken, die mich akzeptieren wie ich bin und mich fordern und fördern seit mehr als zwei Jahrzehnten. Sie geben mir die Hoffnung und lassen mich erleben, dass die Menschen im Grunde ihres Herzens liebevolle und suchende Wesen sind, welche das Wissen bezüglich ihrer Einzigartigkeit und ihrer eigenen Buddhaschaft nur verschüttet, aber nicht gänzlich verloren haben.

Zu danken wäre da noch dem Dao selbst, meinen Eltern, meinen Freunden, den Käufern dieses Buches und all den Anderen, die sich auf dem Weg befinden...!

Der letzte Dank gilt meiner allerersten Lehrmeisterin, die in unserem Verständnis keine war. Meine Großmutter väterlicherseits hat mich schon in jungen Jahren tief berührt und mir, ohne dass ich es bemerkt, bzw. wirklich verstanden habe, gezeigt, dass das Dao erfahrbar und lebbar ist. Sie hat nie Chinesische Medizin erlernt oder sich spirituell in besonderer Weise ausbil-

8

den lassen und dennoch hatte sie dieses Verständnis, welches Laozi folgendermaßen beschrieb:

„Ohne **Wuwei** gibt es kein wahres Gelingen, denn jeder absichtsvolle Eingriff in den Lauf der Dinge ist unfehlbar früher oder später zum Scheitern verurteilt!"

Meine „Oma Mieze", wie sie liebevoll genannt wurde, hatte dies verstanden und lebte es. Während ihres 85 Jahre dauernden Lebens hier auf der Erde hat sie sich immer dem Schicksal gefügt. Sie hat sich niemals für oder gegen etwas entschieden, sie hat gelebt was kam. Ich suchte damals ihre Nähe und fühlte mich so wohl wie bei niemandem sonst. Meister Li Zhi Chang sagte mir einmal auf meine Frage, ob meine Oma das Dao gemeistert habe: „Es gibt Menschen, die verkörpern das Dao, ohne je von ihm gehört zu haben! Dies ist die höchste Stufe des Mensch-Seins, solche Menschen werden als **Xian Ren** bezeichnet."

Ramesh Balsekar, dem erleuchteten Guru der indischen **Advaita-Schule,** durfte ich im Jahre 2008 begegnen. In seinen **Satsangs** sprach er über die unteilbare Welt und die Ganzheit des Lebens. Er wiederholte öfter, dass wir Menschen dem Leben nicht ständig einen Sinn geben sollten! Das Leben an sich habe genügend Sinn und Aufgaben. Wie sein Guru Maharaj führte er die Idee fort, dass das Leben an sich alle Essenz beinhaltet und wir uns nur vollständig, zu 100 Prozent, zu fügen brauchen. Genau wie meine Oma Mieze dies tat.

Demut, Dankbarkeit und aus tiefem Mitgefühl anderen helfen, sind höchste Güter menschlichen Seins....

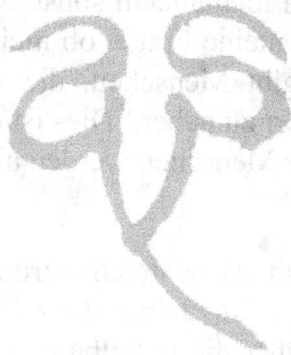

2. VORWORT DES AUTORS

Ich möchte an dieser Stelle nur kurz darlegen, wie in etwa meine Idee, über die 12 Organnetzwerke der klassischen Chinesischen Medizin zu berichten, entstanden ist, damit Sie, liebe Leser, eine gewisse Vorstellung von der Art und Weise haben, wie Sie dieses Buch am ehesten verstehen und sinnvoll nutzen können.

Obwohl ich in Chinesischer Medizin ausgebildet worden bin, galt mein Hauptinteresse zunächst jahrelang mehr dem Qigong, der Grundlage der Chinesischen Medizin, und der Massage. In vielen Ausbildungen und Seminaren habe ich diese alten Methoden der Selbsthilfe an unterschiedlichsten Bildungsstätten oder in selbst organisierten Kursen unterrichtet. Ich verstehe diese Methoden noch heute als die eigentliche Grundlage der Chinesischen Medizin, da - insbesondere durch das Qigong der höheren Stufen - der Mensch (Übende) unheimlich viele Entdeckungen machen und wichtige Erkenntnisse über sich selbst und seine gesamte Umwelt sammeln kann. Das Praktizieren von Qigong oder Meditation entwickelt die Sinne - insbesondere den, welchen wir gemeinhin als **6. Sinn** bezeichnen - und bringt Talente zu Tage, die mir im eigenen Leben helfen können, die aber natürlich auch anderen Menschen, z.B. in der heilerischen Arbeit zu Gute kommen.

Wie funktioniert die Welt? Wie arbeitet mein Körper? Wie arbeiten Geist und Körper gemeinsam? Wie kann ich mir selbst helfen? Wie werde ich wirklich glücklich? Was kann ich für die Menschen, die Lebewesen, die Erde und den Himmel tun?

Dies sind nur einige Fragen, die mit Qigong beantwortet werden können, vorausgesetzt, Sie üben genug und richtig.

Nach und nach nahm mein Interesse auch an den anderen Methoden der Chinesischen Medizin zu. Insbesondere aber interessierten mich die Grundlagen und **philosophisch-theoretischen** Hintergründe dieser spirituellen Heilkunst. Was steckt hinter all den Ideen der Chinesischen Medizin? Wo liegen ihre Ursprünge verborgen? Und so beschäftigte ich mich immer mehr mit ihrer Philosophie, mit dem Schamanismus, dem Daoismus und dem Buddhismus, die zweifelsohne den größten Einfluss auf die alte Chinesische Medizin hatten. Weiterhin ließ ich mich selbst ständig weiter ausbilden in Qigong, Meditation und auch im Taijiquan. Diese praktische Arbeit vertiefte immer wieder auch mein theoretisches Wissen. Mir wurde immer klarer, dass Theorie nicht gleich Theorie ist und dass im Alten China die Theorie sehr, sehr alltagsbezogen und praxisorientiert war. Inspiriert durch meine Meister und das immer größer werdende Verständnis der Zusammenhänge, begann ich, all meine Notizen aus den letzten Jahren zu sortieren und genauer zu sichten. Und so kam immer mehr zum Vorschein, dass sich doch ein klein wenig an Wissen und ein tieferes Verständnis angesammelt hatten, welche ich nicht ungenutzt lassen wollte. Durch meine eigene Erfahrung in der Behandlung von Patienten bestätigte sich immer mehr, dass mein Lernen in der Theorie und die praktische Ausführung all dessen im Qigong mir tatsächlich halfen, Krankheiten erkennen und einige auch immer häufiger mit Erfolg behandeln zu können. Durch meine Arbeit in Seminaren und Ausbildungen zeigte sich, dass gerade dieser tiefe spirituelle Hintergrund der Chinesischen Medizin die Herzen der Menschen erreichen kann. Wie wundervoll ist es immer wieder, dieses – dankbar – erleben zu dürfen.

Dieses Wissen, welches jedem interessierten Therapeuten, aber auch Menschen, die aus einem ganz anderen Umfeld kommen - durch den universellen Charakter der Chinesischen

Medizin ist diese vielseitig einsetzbar und von großem Nutzen - zu Gute kommen kann, ist in diesem Buch dargestellt. Auf den ersten Blick mögen diese Seiten Ihnen sehr theoretisch und vielleicht sogar ein wenig spinnert vorkommen. Doch ich bin mir sicher, bei näherer Betrachtung, entsprechendem Selbst-Erfahren und ausreichender Hingabe werden Sie mir zustimmen. Nicht um meinetwillen, sondern zum Wohle der Patienten und selbstverständlich zu Ihrem eigenen Wohl. Vergessen Sie nicht: das Herz öffnet sich in die Zunge und so sind Worte, gesagt oder geschrieben, heilig. Unsere hierzulande bekannte Wissenschaft behauptet jeden Tag etwas Neues. Das Weltbild der *einzigen Wahrheit,* dem wir so gerne folgen und schon hörig sind, funktioniert zwar nicht, doch Veränderung und Wandel sind schwerer zu begreifen und deshalb schwer zu akzeptieren. So wechselt die Medizin eben häufiger mal diese einzige Wahrheit und ersetzt einfach die alte Wahrheit durch eine neue. Und dies ständig. Umso mehr Achtung sollten wir einer Denk- und Heilmethode entgegenbringen, die den Wandel als einzig Bestehendes erkannt und Methoden entwickelt hat, diesen Wandel zu verstehen, ihn zu akzeptieren und sich ihm anpassen zu können, zum Vorteil der gesamten Menschheit. Seit Jahrtausenden wird diese Methode immer wieder ergänzt, aber in den Grundzügen besteht sie wie vor vier oder fünf Jahrtausenden. Achtung und Respekt, und damit praktisch eine intensive und offene Auseinandersetzung, hat die Chinesische Medizin allemal verdient!

Dieses Buch ist nicht fertig im klassischen Sinne; es wächst weiter, wie mein Wissen und meine Erfahrung wachsen. Doch es enthält genug Informationen, die für Sie nützlich sein werden und die Sie vielleicht ebenfalls anregen, selbst auf diesen oder verwandten Gebieten zu forschen. Dieses Forschen habe ich von Meister Xu vermittelt bekommen. Sagen Sie nicht gleich ja oder nein, probieren Sie selbst, sammeln Sie eigene Erfahrungen. Sie sind skeptisch, unsicher, zweifeln..., nun, dann machen Sie sich an die Arbeit und überprüfen Sie alles. Machen Sie sich Wissen und Erfahrung anderer zu eigen und erst dann fällen Sie ein Urteil. Dieser Weg ist sicher der beschwerlichere, aber auch der tiefere und ehrlichere.

Alle Fehler in diesem Buch liegen allein in meiner Verantwortung. Und sollten Sie einen solchen finden, so geben Sie mir über den Verlag **LOTUS-PRESS** bitte Bescheid.

Zwischendurch kann es sein, dass Sie meine Ansätze idiotisch und meine Sichtweise zu frech und manchmal auch zumindest provokativ formuliert finden. Dies ist in der Tat so gewollt. Durch dieses *Anstoßen* hoffe ich, gerät etwas in Bewegung. Und ich liege gewiss nicht immer richtig. Doch was ist das schon, immer richtig? Oft gibt es mindestens zwei, meistens noch mehr Seiten ein und derselben Medaille und in Buchform kann nicht jeder Gedanke vollständig in allen Einzelheiten ausgedrückt werden. Ich hoffe, Ihnen bleibt genauso viel Raum für Ihre Sicht und Ihre Erfahrungen, wie Sie benötigen.

Der ersten DVD aus der Reihe „Medizin des Dao" ist dieses Buch in verkleinerter Form beigelegt. Die weiteren Teile werden als reine DVDs erscheinen. Dies gibt mir die Freiheit - die ich sehr genossen habe - zwischendurch Geschichten zu erzählen, Anekdoten einzustreuen und nicht immer einem gleichen Muster folgen zu müssen. Somit ist der Aufbau auch nicht immer stringent, was ich zu entschuldigen bitte. Auch sind die Zitate nicht immer genau mit ihrer Quelle angegeben. Bei aller Liebe zur Klassik – die ich in diesem Buch mehr als deutlich zu verstehen gebe – ist es mir ein Anliegen, dass Sie selbst denken, selbst überlegen und selbst entscheiden, was richtig und gut für Sie und für die Menschen ist. Ein Zitat ist nicht nur deshalb richtig, weil es in einem alten Buch steht! Sie sollen ihren eigenen Bezug zur Natur, zum Kosmos, finden und erleben.

Außerdem können Sie so auf die tiefgreifenden und meist

noch unbekannten Informationen wesentlich schneller zugreifen.

Ich hoffe, dass die genannten Einschränkungen dem Inhalt meines Buches und der praktischen Arbeit damit keinen Abbruch tun.

Joachim Stuhlmacher, im Sommer 2010

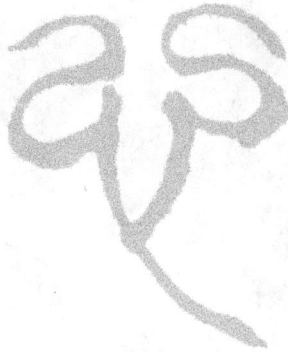

3. EINFÜHRUNG IN DIE MEDIZIN DES DAO

a. Geschichtliche Hintergründe

Die Einführung möchte ich mit einem kurzen Blick auf die Ge-
schichte der Chinesischen Medizin beginnen. Die folgende
Betrachtung dient einzig und allein der kurzen Darstellung des
Kontextes und der geschichtlichen Entwicklungen, welcher die
Chinesische Medizin unterworfen war. Meine Ausführungen
beziehen sich im Wesentlichen auf die Zeit von etwa 2000 v.
Chr. bis 200 n. Chr. Es geht mir nicht darum, eine vollständige
Darstellung aller damaligen Entwicklungen vorzunehmen, sondern ausschließlich darum, ein kurzes Bild zu entwerfen und zu
skizzieren, wie sich die Chinesische Medizin entwickelte und
auf welcher Grundlage, auf welchem geschichtlichen Nährbo-
den, dies geschah. Insbesondere möchte ich darauf hinweisen,
dass es bzgl. der Jahreszahlen z.T. sehr unterschiedliche Angaben gibt, was eigentlich nicht verwundern muss, haben wir es
doch mit Geschehnissen zu tun, die sehr weit zurückliegen und
auch mit heutiger Technik nicht immer widerspruchsfrei datiert
werden können. Doch letztlich sind diese Zahlen auch nicht das
Entscheidende.

Ob 100 Jahre früher oder später dieses oder jenes geschah,
betrifft uns bei unseren Überlegungen kaum. Doch das Gesamt-
bild der damaligen Zeit und Entwicklung kann uns hilfreich
sein beim Verständnis für eine Medizin, die bis in die heutige
Zeit überlebt hat und meiner Meinung nach in ihrer Botschaft
und Ausrichtung aktueller ist als je zuvor.

Vor ca. 5000 Jahren begann die Medizinentwicklung in China
mit dem Bild des Ur-Schamanen **König Yu.** König Yus Geburt
war schon ein unfassbares Ereignis, denn unmittelbar danach
hatte Yu bereits phantastische, übernatürliche Kräfte. Es heißt,

dass er zu den Wolken reisen konnte (Himmelskonzept) oder die Natur und ihre Gewalten zu bändigen vermochte. Bekannt unter den Schamanen und den Daoisten war besonders sein *Tanz der Kraft,* eine Art Trancetanz, der den Körper und den Geist verschmelzen ließ zu einer unvorstellbar großen Energie. Auch das **Lo-Shu Quadrat** soll von ihm entdeckt worden sein, welches wir heute insbesondere im Zweig des **Feng Shui** wiederfinden.

Im Verlauf der Jahrhunderte veränderte sich das Bild der Schamanen von Grund auf. In der **Zhou Dynastie** bekamen Schamanen aufgrund ihrer Kräfte, ihres Wissens und ihrer heilerischen Fähigkeiten Zugang zum Adel und zu den Herrscherhäusern. Als Heiler, Orakel-Seher oder Berater dienten sie der herrschenden Klasse. **Konfuzius und Laozi** waren ähnliche Gestalten, welche die chinesische Gesellschaft besonders beeinflussten.

Um dieses Bild noch verständlicher zu machen, sei hier der Hinweis gestattet, dass es zu der damaligen Zeit keinerlei technische Geräte und technisierte Wissenschaft gab - obwohl schon zu dieser Zeit die Entwicklung des Schreibens, Lesens und Druckens begann - und gerade dies förderte und forderte die spirituell energetische Entwicklung der Menschen damals besonders. Ähnlich einem Blinden, der durch das Nicht-Vorhandensein eines Sinnes die anderen Sinne überdurchschnittlich entwickelt, so muss man sich auch die Entwicklung und Erforschung der inneren Kräfte und deren Einbettung in die Natur vorstellen. All die Fähigkeiten und Techniken, die auch heutzutage noch als Wunder gesehen und bewertet werden, waren die logische Konsequenz der damaligen Situation. Trancetechniken, Forschung an Kräutern, Geistesentwicklung etc. waren an der Tagesordnung und per se erst einmal nichts Außergewöhnliches. Es gab viele Schamanen (übrigens oft Frauen, da zu dieser Zeit das Bild in China, aber auch in der gesamten Welt, eher eine weibliche Ausrichtung besaß. Der Übergang vom Matriarchat zum Patriarchat fand in diesen Jahrtausenden statt). Jedes Dorf oder jeder Stamm hatte seine Schamanin und es gab jede Menge an spirituell-geistig-seelischen Methoden und Techniken zur Führung, zur Heilung, zur Vorhersage und vielem mehr.

Auf diesem Boden wuchsen und entwickelten sich die Techniken, die wir heute am ehesten mit **Trance** oder aber neueren Begriffen wie **Meditation** oder **Qigong** beschreiben können. Es gab einen fließenden Übergang zwischen dem Schamanismus und dem Daoismus, der heute noch solche Methoden lehrt, die z.B. bekannt sind als **Innere Alchemie.**

Eine besondere Figur zu dieser Zeit war der legendäre **Huang Di, der Gelbe Kaiser.** Der Gelbe Kaiser war auch eher eine mythische Figur, die dem chinesischen Volk große Werke hinterließ.

So beispielsweise das Buch über energetische Sexualpraktiken (Su Nü Jing) oder der berühmte **„Klassiker des Gelben Kaisers zum Inneren",** das **Huangdi Neijing.** Dieses Buch, wohl über zumindest einige Jahrhunderte, wenn nicht Jahrtausende kompiliert, stellte erstmals den Gesamtbezug und den -rahmen für die Chinesische Medizin und deren Grundlage dar. 200 v. Chr. erschien, gewachsen aus einigen Jahrtausenden der Forschung und Übung, das erste umfassende Buch über die Weltsicht im Allgemeinen und die medizinisch-therapeutische im Besonderen, immer im engen Kontext zur Natur.

Bei meinem Anliegen in diesem Buch beziehe ich mich sehr oft auf dieses alte Wissen. Und dabei nicht nur auf das, was im Gelben-Kaiser-Werk zu lesen ist, sondern auch darauf, was nicht dort zu lesen ist, aber schon seinerzeit als bekannt vorausgesetzt wurde. Denn es gab zu dieser Zeit schon etliche mündliche Traditions- und Überlieferungslinien, und hunderte schriftliche Abhandlungen zur Astrologie, zur Alchemie, zur Agrarwissenschaft u.v.m. Die Grundidee, die ich auf den folgenden Seiten verfolge, besteht darin, Ihnen diese alte Idee der

3. Einführung in die Medizin des Dao

Natur und des Menschen darin zu verdeutlichen und sozusagen neu zu vermitteln.

Und wenn Sie, liebe Leser, dieser Idee auch nur den Hauch einer Chance geben und sich ernsthaft mit all dem auseinandersetzen, so werden Sie jede Menge faszinierender und nützlicher Informationen erhalten können. Wenn Sie dieses alte Wissen achten und schätzen, so bin ich sicher, wird es Ihnen hilfreich sein, egal wo Sie es einsetzen möchten.

Neben diesen Werken des Huangdi oder des **Shennong** folgten in späteren Zeiten die bedeutendsten Ärzte immer dieser alten Idee, sogar bis in die heutige Zeit. Solch bekannte Heiler wie **Sun Simiao, Hua Tuo** oder **Zhang Sanfeng,** um nur einige wenige zu nennen, die selbst Übende der **Meditation** oder anders ausgedrückt Qigongmeister waren, waren mit den Zyklen der Natur und ihrem Bezug zu Gesundheit und Krankheit bestens vertraut. Auch heute noch finden wir dieses alte Verständnis von Medizin und Heilung. Doch immer seltener wird dieses Wissen öffentlich gelehrt und vertreten. Zu mächtig sind momentan die (wirtschaftlichen, dogmatischen) Kräfte, um solch altes Denken wieder in den Vordergrund der Betrachtung der Welt zu bringen. Der Mensch als Mittler zwischen Himmel und Erde ist nicht gefragt. Der Mensch als Beherrscher von Himmel und Erde, das ist die Sprache der Zeit. Meine Reihe soll in Ansätzen dieser Entwicklung entgegentreten und Anregungen geben, *neue* Wege aufzeigen und zuerst einmal das Herz des Lesers - ob Therapeut oder Patient – erreichen, öffnen und kultivieren.

b. Mikrokosmos – Makrokosmos

Die Zeit etwa von 1100 v. Chr. bis 220 n. Chr. war eine der
Blütezeiten der Chinesischen Medizin. In dieser Zeit entstanden viele Schriften über Heilung, Gesundheit und Krankheit,
über die Theorie der Organsysteme und die verschiedenen The-
rapiemöglichkeiten, über die Lebenspflege **(Yangsheng)** und
Selbsthilfemethoden, die später weiter ausgebaut und ergänzt
wurden. Alle bekannten Werke **philosophischer** Art, **astrolo-
gische** Literatur und erkennbar **medizinische** Bücher stammen
aus der Hand eines oder mehrerer sogenannter **Meister,** die
sich sowohl durch das Studium der genannten Themen, als
auch durch die eigene Übungspraxis der **Meditation** bzw. des
Qigong zu wahren Könnern entwickelt hatten. Sie verbanden
theoretische Überlegungen mit praktischer Erfahrung aufgrund
ihrer Qigongpraxis und außergewöhnlichen Fähigkeiten und
galten als Wegbereiter der Chinesischen Medizin. Sie hatten
ein Verständnis über das Universum, das kosmische Gefüge
und den darin lebenden Menschen entwickelt, das weit über unser heutiges Wissen, besonders hier im Westen, hinausgeht. Sie
besaßen Sinne, die sehr weit entwickelt waren.

Ausgehend von der Prämisse, dass der Mensch ein Abbild
der Natur ist, entwickelten sie die Idee der **Mikrokosmos-Ma-
krokosmos-Beziehung,** die noch heute Gültigkeit besitzt und
zumindest in Ansätzen in der östlichen Kultur oder anderen alten Kulturen ebenfalls noch zu finden ist.

Im Kapitel 12 des **„Klassiker des Gelben Kaisers, Lings-
hu",** finden wir *„Die Beziehung der zwölf heiligen
Landschaften des Himmels zu den zwölf heiligen Landschaften
der Erde und den zwölf heiligen Landschaften des Menschen".*
Hier entdecken wir, fast unscheinbar und deshalb oft uner-

kannt, wichtige konzeptionelle Hinweise, wie die gesamte Chinesische Medizin überhaupt zu sehen und zu verstehen ist. So sind die 12 Flüsse des Körpers (Meridiane, Leitbahnen) in ihrer Art und Funktion gleich den zwölf Flüssen Chinas und den zwölf Strömungen (Sternenkonstellationen) am Himmel **(Astrologie).** Was heute sehr schnell, zu schnell, abgetan wird als abstruser Humbug irgendwelcher antiker Volltrottel, kann uns, wenn wir in unserem Herzen wirklich wollen, ein sehr tiefes und wahres Verständnis der Chinesischen Medizin und unserer eigenen „spirituellen" **Zugehörigkeit > Heilheit > Ganzheit > mit dem Universum** mit dem göttlichen Prinzip nahe bringen und sogar noch mehr, es uns erfahren lassen. Die teilweise unerträgliche Arroganz der hier bei uns vorherrschenden Medizin hat dazu geführt, dass unsere eigene Naturheilkunde (leider unter Mithilfe der Kirche > Hexenverbrennung) fast völlig in Vergessenheit geraten ist und dass selbst heute noch, in einem doch so aufgeklärten und modernen Zeitalter, keine andere Heilkunde zugelassen wird als eben jene leider oft ineffektive und teure Schulmedizin (meine erste Qigonglehrerin, Frau Dr. Josefine Zöller, sagte immer, der Begriff „Mediziner" komme aus dem Lateinischen *meditare,* was sie gerne als *in die Mitte gegangen werden* übersetzte. Sie meinte, der Arzt sei genau dazu da, uns zu helfen wieder in unsere Mitte zu kommen. Nichts anderes als das, was wir über die Meditation ja auch erreichen wollen. Nun, es gibt nicht viele Ärzte, die dieses wirklich noch wollen und auch so praktizieren, oder!?!). Die bei uns anerkannte Schulmedizin hat oft nichts mit *Wissenschaft* zu tun, sondern ausschließlich mit Macht und Geld und eben jener Arroganz, die nicht einmal schauen, testen und erfahren mag, sondern die gleich verurteilt. Diese Arroganz beruht allerdings zum größten Teil auf Angst. Fast alles in unserem Wirtschafts- und Kulturkreis beruht inzwischen auf Angst, doch dazu später mehr…!

Zurück zum Konzept von Mikrokosmos > Makrokosmos,

oder anders ausgedrückt, unserer Abhängigkeit von der Natur oder unserem Eingebundensein in die Natur (im weitesten Sinne). Der Begriff **Umwelt** bekommt unter dieser Prämisse eine ganz neue Dimension. Verstehen wir tendenziell unter Umwelt immer unsere Familie, unsere Nachbarn, unsere Wälder, Berge und Meere, so werden wir hier auf eine viel größere Dimension des Begriffes Umwelt geführt. **Sonne, Mond und Sterne** kennen wir zwar noch aus alten Kinderliedern, aber den Bezug zu *dieser* Umwelt haben wir, jedenfalls praktisch, fast vollständig verloren und über die verborgenen Seelenwelten braucht man gar nicht erst zu sprechen; man wird sofort als esoterischer Spinner abgestempelt.

Interessant ist dann aber, zu schauen, wie wir unsere Umwelt denn wahrnehmen. So gehören zwar Bäume oder Pflanzen, Seen oder Meere zu dieser Umwelt, doch wir haben uns emotional, seelisch, völlig davon abgekapselt. Wir erfahren die vier Jahreszeiten zwar, doch wir schenken ihnen kaum noch Beachtung. Zu jeder Jahreszeit nehmen wir beispielsweise dieselbe Nahrung zu uns. Wir verstehen nicht mehr, dass der Winter andere Nahrung erfordert (und ja auch hervorbringt!) als der Sommer. Und schon überhaupt nicht erkennen wir, dass wir unser Verhalten dieser Umwelt ebenfalls anpassen sollten, weil wir zu ihr gehören. So lädt der Winter zu mehr Ruhe, Schlaf, Erholung und Zurückgezogenheit ein, doch wir leben wie immer. Wir feiern Partys, haben durch die Erfindung des elektrischen Lichtes auch kein Problem bis tief in die Nacht (er-) beleuchtet zu bleiben und selbst unser hier bekanntes „Fest der Stille" verbringen wir bis zum Heiligen Abend in Stress, in einem wahren Einkaufsrausch und unendlich viel Arbeit. Wir finden hier im Westen wirklich nichts mehr, was uns an dieses Gefühl von Eingebunden-Sein in den Lauf der Dinge erinnert. Auch unsere direkte Lebensumgebung ist Umwelt und beeinflusst uns. Doch auch dazu haben wir den Bezug völlig verloren. Natürlich ist es für die meisten Menschen nicht mehr so gravierend, dass sie von Feuchtigkeit oder Kälte bedroht werden. Dazu sind unsere Fortschritte im Häuserbau zu groß. Doch auch dort zeigen sich immer wieder Probleme, wenn wir beispielsweise ungenügenden Zug (Wind) in modernen Häusern nicht ernst nehmen und Feuchtigkeit und Schimmel entsteht oder wenn wir mitten im Verkehrslärm wohnen oder arbeiten. Selbstverständlich unterliegt auch der moderne Mensch diesen Umwelteinflüssen und wird durch sie krank. Wir müssen auch diesen Aspekt versuchen zu verstehen und umzusetzen, sowohl als Selbsthilfe, als auch in der Behandlung von Patienten. Auch unsere soziale Umwelt hat großen Einfluss auf uns und unsere Gesundheit. In uns-nicht-gut-tuenden Beziehungen zu leben schadet ganz eindeutig der Gesundheit – ohne Wenn und Aber. Oder einen „Job zu machen, der mich umbringt", wie es Patienten manchmal ausdrücken. Solche Sätze bedürfen keines Kommentars, sondern erfordern energisches Handeln, wollen wir denn gesund bleiben. Dies müssen wir auch unseren Patienten mitteilen, natürlich eingebettet in Lösungsvorschläge und Hilfen, wie wir den Patienten mit Hilfe der Chinesischen Medizin unterstützen können.

Dies soll an Bespielen genügen, um aufzuzeigen was unter Umwelt zu verstehen ist. Diese Einsicht erfordert De-Mut und wahre Stärke, und das Handeln danach noch viel mehr.

Die Chinesische Medizin sieht aber, wie wir an obigem Zitat erfahren haben, diesen Zusammenhang zwischen uns und den Gestirnen, dem Kosmos, dem großen Ganzen sehr wohl und stellt diesen Bezug aus diesem Grunde auch als sehr wichtig heraus.

Der Makrokosmos (das Universum) strahlt und wirkt auf den Mikrokosmos (den Menschen) auf vielfältigste Art und Weise ein. Dieses Bild gilt es wieder mehr in den Vordergrund zu rücken, gerade in unserer heutigen Zeit.

Zu aller erst müssen wir uns als **Mediziner,** oder besser als

25

Heiler, mit diesem Konzept auseinandersetzen, vertraut machen und es akzeptieren, wollen wir denn unserer Bestimmung, unserer Berufung, ein Mensch zu sein, der anderen Menschen bei der **Heilung behilflich** sein kann, ausüben und leben. Dem aufmerksamen Leser wird an dieser Stelle nicht entgangen sein, dass ich ganz bewusst von *Helfer* gesprochen habe. Wir können niemals andere heilen. Wir können ihnen nur helfen, dass sie es selber tun können. Ein Heiler im Sinne von allmächtig und gottähnlich ist schon ein völlig falsches Bild eines Heilers und fördert geradezu Fehlentwicklungen und **Arroganz.** Wie wir später sehen werden, sind aber gerade dem entgegengesetzte Begriffe wie **Demut** und **Dankbarkeit** die Werkzeuge des Heilens.

Doch schauen wir an dieser Stelle schon einmal ein wenig tiefer in die Struktur der Chinesischen Medizin und nehmen wir diese alte Wissenschaft vom Leben einfach mal ernst.

Was ist gemeint, wenn von den 12 Flüssen im Himmel, im Menschen und auf der Erde die Rede ist? Nun, um richtig zu verstehen, wie Chinesische Medizin vorgeht und wie sie funktioniert und aufgebaut ist, muss man wissen, dass das geschriebene Wort zur damaligen Zeit noch heilig war, d.h. Gültigkeit hatte. Fast jedes Wort, jedes Schriftzeichen hat eine bestimmte Bedeutung und führt uns, wenn wir es lesen und deuten können, in tiefere Dimensionen von Zusammenhängen und Ordnungsmustern. Beispielsweise wird die Zahl 12 genannt, und dies ist sicher kein Zufall. Auch heute noch hat die Zahl 12 eine große Bedeutung, auch in unserer Kultur. So gibt es die 12 Monate, die 2 x 12 Stunden auf unserer Uhr und die 12 Tierkreiszeichen, um nur einige prägnante Beispiele zu nennen. Wobei diese Tierkreiszeichen oder die Monate wiederum nur Ausdruck einer bestimmten Kraft, Idee oder eines Konzeptes des Universums sind. Die Zahl 12 ist eine Zahl, die viel zu erzählen hat über das Leben insgesamt, denn so sagen ja auch unsere 12 Sternzeichen eine Menge über den jeweiligen Menschen und beispielsweise seine Charaktereigenschaften aus. Alles was Sie, liebe Leser, finden über die Zahl 12, wird Ihnen auch immer etwas erzählen über die alten chinesischen Organsysteme, vorausgesetzt sie verstehen das grundlegende Prinzip und bemühen sich aufrichtig um ein tieferes Verständnis. Zur damaligen Zeit bedeutete dieser Satz, dass alles, was bisher über die 12 geschrieben war - überwiegend Bücher über Astrologie und Agrikultur - automatisch auch für die Organsysteme galt.

Es wurde nicht wiederholt, sondern einfach als Wissen, egal ob es der Einzelne nun besaß oder nicht, vorausgesetzt. Somit haben wir schon jede Menge an Informationen, die wir finden und nutzen können.

Weiter ist von Himmelsflüssen (Sternenbildern), Flüssen auf der Erde und Flüssen im menschlichen Körper die Rede. Tatsächlich gab es zu jener Zeit am chinesischen Himmel 28 bekannte Sternenbilder, zusammengefasst in 12 Häuser, die damals als Ausdruck der Offenbarung des Himmels zum Menschen (und zur Erde) gesehen wurden und sich in verschiedenen Sonnen-, Sternen- und Mondbildern zeigten. Mir ist an dieser Stelle wichtig, dass Sie innerlich verstehen und wirklich begreifen, dass Himmel und Erde, mit ihren Kräften, den Menschen vollständig durchströmen - auf Ebenen, die wir noch gar nicht in all ihrer Bandbreite und Tiefe kennen und noch weniger erfahren haben - und uns so zwangsläufig und logischerweise einbinden in deren natürliche Gesetze.

So gab es z.B. ein Sternenbild mit dem Namen „Magen". Und es bedarf wirklich wenig Phantasie, um da eine Nähe zu dem gleichnamigen Organsystem herstellen zu können. Verstehen Sie dies bitte richtig, es ist hier von Landschaften die Rede, die einen gewissen Ausdruck haben, die eine bestimmte Idee widerspiegeln, ein spezifisches Qi darstellen und so auf eine ganz bestimmte Art und Weise miteinander in Beziehung stehen. Und genau dieser Ausdruck, diese Beziehung, stimmt mit

27

den Erdenbildern der Flüsse (in China) und den Flüssen (Leitbahnen) im menschlichen Körper überein. Über diese Zusammenhänge gab es schon damals ein reichhaltiges und fundiertes Wissen, dessen verschiedene Ebenen zusammengefasst und vereint wurden in einem Symbol. Wenn wir also etwas über die Agrikultur, die Geologie und die Astrologie des Alten China wissen, wissen wir sehr viel über die Chinesische Medizin und ihre Organsysteme. Oder umgekehrt, wenn wir etwas darüber wissen möchten, sollten wir uns entsprechende Informationen über eben diese Themen besorgen.

Um diese alte Idee der Kosmischen Gesetze etwas zu verdeutlichen, füge ich an dieser Stelle ein paar Beispiele an, die aufzeigen, wie weit (-sichtig) und umfassend in alten Zeiten gedacht wurde. Nun, deshalb möchte ich Ihnen ein paar vielleicht weniger bekannte Informationen über das Begriffspaar Yin/Yang vorstellen. Die grundlegenden polaren Kräfte Yin und Yang sind den meisten Menschen in der Darstellung der chinesischen Monade bekannt.

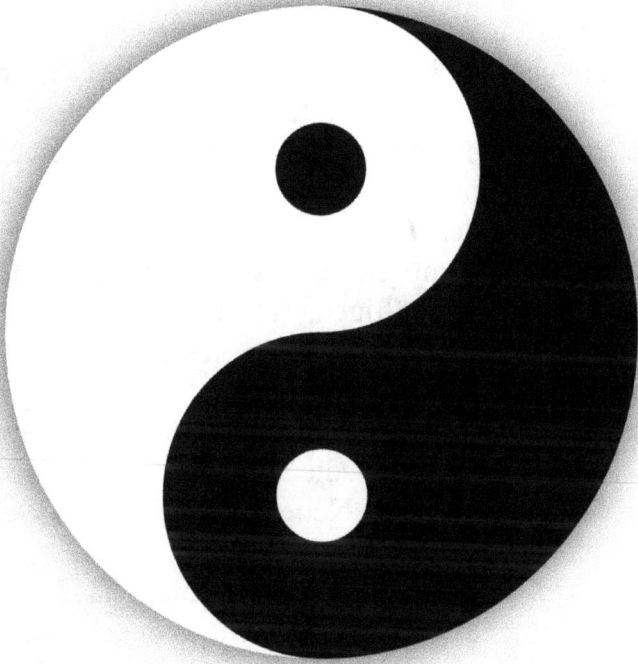

Ich möchte hier versuchen, nicht alles Bekannte zum Thema neu aufzuschreiben und Sie zu langweilen, sondern einige meiner Meinung nach wichtige Aspekte, die heutzutage eher ungenügend dargelegt werden, vorzutragen und ins Gedächtnis zu rufen. Auch hier würde ich mir ein weiteres Erforschen der unendlich variablen Ideen der alten Chinesischen Medizin wünschen.

In der Monade sehen wir einen Kreis. Innerhalb diese Kreises sehen wir, durch eine Schlangenlinie geteilt, zwei gleich große und gleich geformte Flächen unterschiedlicher Farbe (die eine weiß, die andere schwarz) und innerhalb jeder dieser Flächen einen weiteren kleinen Kreis mit genau der gegensätzlichen Farbe der jeweils anderen Seite.

Bevor wir uns mit möglichen Übersetzungen und Begriffen zu Yin und Yang beschäftigen, setzen wir uns kurz mit der Darstellung selbst auseinander. Die geschwungenen Formen und Linien deuten auf eine stattfindende Bewegung hin, die niemals endet. Ähnlich einer Schleife in der Computerprogrammierung, wiederholen sich die im Zeichen ausgedrückten Aspekte ständig wieder von Neuem. Der Weg der Sonne, für uns Menschen auf der Erde feststellbar und erfahrbar, zeigt sich im Wechsel von Tag und Nacht. Eben einem häufig benutzten Bild von Yin und Yang. Übersetzt wird es deshalb oft als *Sonnenseite eines Hügels* bzw. *Schattenseite eines Hügels.* Der Wechsel von Winter zu Sommer ist die größere Dimension derselben Idee. Der Kontrapunkt in der Monade, dargestellt durch die beiden kleinen Kreise, bezeichnet den Umstand, dass sich die eine Kraft jeweils auch in der anderen Kraft befindet, somit besteht eine gewisse Anhängigkeit. Deshalb sagt Laozi: „Der Tag beginnt in der Mitte der Nacht." Dies ist gerade in der heutigen Zeit wichtig nicht nur zu wissen, sondern auch zu leben. Das Eine fördert das Andere, das Eine bedingt das Andere. Sich dieses klar zu machen kann gar nicht oft genug geschehen.

3. Einführung in die Medizin des Dao

Im persönlichen Leben, im eigenen Alltag (auch ein schönes Wort ... wie auch der Sonnentag!), aber auch in sozialen, gesellschaftlichen und wissenschaftlichen Angelegenheiten sollten wir diesen Umstand, dieses Naturgesetz versuchen zu verstehen und zu beherzigen. Ewiges Wachstum, alles nur einseitig wissenschaftlich zu untersuchen, immer in Aktion und immer erfolgreich zu sein sind nur wenige Beispiele, wie Yin und Yang, das Gesetz des Wandels, ignoriert werden und uns erkennen lassen, dass wir uns auf Abwegen befinden. Es muss uns klar sein oder werden, dass wir als Menschen nicht gegen die der Umwelt innewohnenden Prinzipien verstoßen können.

Doch es gibt noch weitere Aspekte von Yin und Yang, die **Fiedeler** entdeckt und in seinen Arbeiten wundervoll herausgearbeitet hat. Ich möchte hier nur einen sehr kleinen Teil seiner Gedanken vorstellen, welche das Thema deutlich erhellen können, ohne zu tief ins Detail zu gehen, (denn auch das ist wieder ein eigener Bereich, in den ich bisher noch nicht tiefer eingedrungen bin).

Die kleinen Kreise in der Monade fasst Fiedeler als die kontrapunktische Darstellung des Wandels des Mondes auf. Auf der Nachtseite der Bahn des Mondes zeigt sich dieser in vollem Licht, als Vollmond, während er sich auf der Tagseite völlig durch die Sonne verdunkelt. Außerdem erreicht der Vollmond seinen Höchststand in der kalten, dunklen Winterzeit, während er im warmen Sommer seinen Höchststand als Schwarzmond erreicht.

Dieses Urbild der Betrachtung des kosmischen Geschehens bildet die *Absolute Polarität* oder auch den *Höchsten Firstbalken*. Und genau dies ist die Übersetzung des Begriffes **Taiji**. Die Monade ist die bildliche Darstellung des Taiji-Prinzips, welches Mond und Sonne, Vollmond und Schwarzmond, Himmel und Erde, Sterne und Menschen verbindet und in einem System vereint.

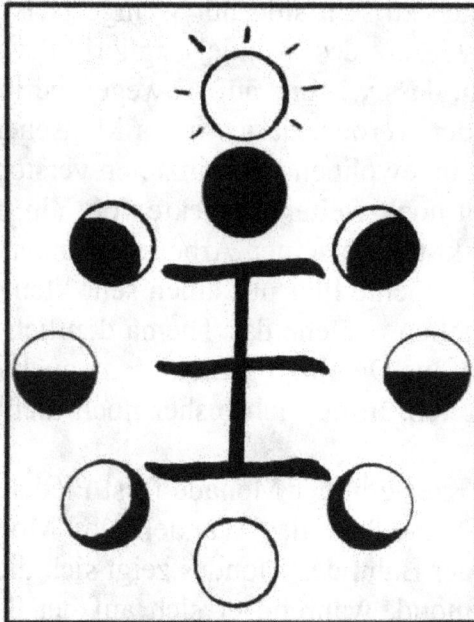

Himmlischer Dachstuhl von Fiedeler

Dieses Naturphänomen und die darin enthaltene Weltsicht galten im alten China als **Weg des Himmels** und bestimmten das Leben auf der Erde in ungeheuer vielen Bereichen. Sie wurden als göttlicher Ursprung betrachtet und es war eine Aufgabe des Menschen, diesem Himmel zu dienen und seiner Aufgabe darin hier auf der Erde nachzugehen. Mit dem Wechsel des Paradigmas (Matriarchat > Patriarchat), das nun die Sonne als Mittelpunkt der Welt herausstellte, welche wiederum nur eine kleine Welt in einer millionenfach größeren ist, verlor sich das ursprüngliche Wissen um den Weg des Himmels. Mit diesem Verlust verloren die Menschen natürlich auch den Bezug zu sich selbst. Selbst wenn die Sonne, physikalisch richtig erkannt, den Mittelpunkt dieses Sonnensystems darstellt, so bleiben doch die alten Aussagen aktuell. Denn **Umwelt** sind die Erscheinungen des Himmels für den auf der Erde lebenden Menschen allemal, sie umwelten ihn und der Mensch muss natürlich ausgehen von seiner Sicht, von seinem Standpunkt, der nun mal hier auf der Erde ist. Wir erfahren also über diese Himmelssicht die kosmologische Bedeutung der Umwelt, die sich beispielsweise in allen Klassikern des **Daoismus** wiederfindet.

Im China war es der Konfuzianismus, bei uns Kopernikus, die das Weltbild änderten und dabei allerdings einen Teil der Wirklichkeit außen vor ließen, vergaßen und/oder verleugneten. Mit **Aufklärung,** mit der diese neue Epoche gerne beschrieben wurde, hat das freilich nichts zu tun. Denn wer eine Hälfte des Geschehens unter den berühmten Tisch fallen lässt, kann wohl nicht als aufgeklärt bezeichnet werden. Um an dieser Stelle nicht falsch verstanden zu werden: Es geht mir nicht darum, die Fortschritte und Entwicklungen, die aus dieser neuen Idee entstanden sind, zu verteufeln. Doch so zu tun, als sei jetzt dieses „Bild der Welt" das *einzig* Wahre, ist eben genauso falsch und gefährlich.

Sowohl die Beobachtung der Umwelt, der Lauf der Gestirne, die Abhängigkeit von Sonne, Mond und Sternen, als auch die enge Verknüpfung unseres Leben mit dem, was wir gemeinhin als Wetter bezeichnen, sind ja immer noch, und gerade seit einigen Jahren, wiederum in größerem Maße bestimmend und lebenswichtig für unser Dasein hier. All dies wurde, übrigens nicht nur in der chinesischen Kultur, bereits vor Jahrtausenden erkannt und erforscht. Tsunamis, Dürreperioden, Flutkatastrophen, Veränderungen der Ozonschicht und vieles mehr, sind nur die Spitze des Eisberges, die zeigt, wie diese Umwelt unser Leben bestimmt und wie wiederum wir diese Umwelt fördern oder zerstören können. Wir sitzen auf dem Ast, an dem wir sägen. Versteht man die klassische Tradition der alten Medizinlehre der Chinesen (und sicher auch der Tibeter, Inder und anderer Völker), so wird einem klar, dass die momentan weltweit stattfindende Wandlung des Klimas eine Ausgleichsbewegung der Natur darstellt. So wie die Natur im Menschen versucht, z.B. Gifte auszuscheiden, die sich dann als Husten oder Hautausschlag zeigen – um zwei ganz einfache Beispiele zu nennen – so gleicht die Natur u.a. die schädigenden Eingriffe des Menschen, wie z.B. durch Atomtests oder den überhöhten CO_2-Ausstoß, wieder aus. Diese Ausgleichsbewegungen der Natur werden im Menschen als Krankheit und in der Natur als Katastrophe gedeutet. Auch dies zeigt deutlich, dass wir das Prinzip Natur nicht verstanden haben. Die Natur (und der Liebe Gott!) denken nicht in Kategorien wie gut und schlecht, sondern sie tut das, was getan werden muss, damit der gesamte Organismus Erde weiterleben kann. So funktioniert dasselbe im Körper. Und ironischerweise will niemand krank sein und niemand will Katastrophen erleben. Doch wenn wir die Möglichkeit haben, dieses durch Vorsorge zu verhindern, so wollen das zwar alle, aber letztlich umgesetzt wird es dann von kaum jemandem.

Doch zurück zum Weg des Himmels.

Wie Fiedeler sehr gut nachvollziehbar weiter ausführt, hat

die Durchsetzung des kopernikanischen Weltbildes dazu geführt, dass die geozentrische Sicht des Himmels als Projektion abgetan wurde und sich im Weiteren dann als **Tabu** festgesetzt hat. Astrologie gilt heute als unseriös und *wissenschaftlich belegbar* falsch. Doch selbstverständlich werden wir als Lebewesen auf dieser Erde von Himmel, Sonne, Mond und Sternen umweltet und damit unterliegen wir auch deren Beeinflussungen. Ihre Beobachtung von der Erde aus ist folgerichtig und deshalb als Auswirkung durchaus **objektiv.** In einem alten chinesischen Buch wird diese schon damals einsetzende Entwicklung beschrieben als „**Abbruch der Verbindung zwischen Himmel und Erde".** Auch hier bitte ich den Leser, die vorgetragenen Ideen nicht nur zu lesen und im *Intellekt* zu verstehen, sondern auch im **Herzen** zu begreifen. Wir kennen dies als „**das lass' ich mir noch mal durch den Kopf gehen".** Schon dieser Satz zeigt die Wandlung des Weltbildes sehr deutlich auf. Wir verstehen heute unter *Kopf* eben den Verstand, den Intellekt. Ursprünglich ist auch hier das **Herz** gemeint gewesen in seiner höchsten Ausprägung des **Göttlichen Herzens, Yuan Shen,** welches seinen Sitz im **Oberen Dantian, Shang Dantian** hat. Deshalb ist Chinesische Medizin so wichtig und so anders, weil sie uns unseren Platz im Kosmos weisen kann, uns zu wahrer Erkenntnis führen und wirklich tief in unserem Herzen glücklich machen kann. Dies kann und will die Schulmedizin nicht!

Ebenfalls eine alte Bezeichnung, Bedeutung, vielleicht besser eine Darstellung von Yin und Yang war das Begriffspaar **Shen** und **Gui.** Wie so oft in der chinesischen Sprache, enthält der Begriff Shen viele Möglichkeiten der Übersetzung. In der hier angesprochenen alten Form passt die Übersetzung **Geist** sehr schön. So können wir Gui übersetzen mit **Dämon.** Das Faszinierende ist auch hier wieder die nicht bewertende Herangehensweise an solche Begriffspaare. Nicht das Eine ist besser als das Andere, sondern sie sind zwei Seiten einer Sa-

che, zwei Bilder, die sich in einem bestimmten und genau fest-
gelegten Kontext ergänzen. Sie sind einfach nur Ausdruck des
Sich-Ausdehnens - yang und des *Sich-Zurückziehens - yin* und
die Andeutung und gleichsam wohl auch Annäherung, dass die
Welt vielfältiger ist als ihre im materiellen Sinne feststellbaren
Aspekte, die wir so gerne als *real* bezeichnen. Im Zuge der
Kulturrevolution ist dieses Begriffspaar als Bild für Yin und
Yang jedenfalls völlig aus dem chinesischen Sprachgebrauch
verschwunden. Es war unmöglich mit solchen Ideen und Be-
griffen dem Westen zu gefallen und eine Annäherung und
Übernahme der westlichen Begriffswelt in Angriff zu nehmen.
So verschwand diese Darstellung völlig von der Bildfläche, und
doch ist sie ein wundervolles Beispiel für die Sicht und das
Verständnis, welches sich hinter der Chinesischen Medizin ver-
birgt.

Auch in diesem Beispiel finden wir wieder das Licht und
die Dunkelheit, aber eben in jenem Verständnis, dass beides gut
ist und benötigt wird und sich dementsprechend ergänzt. Shen
als Aspekt der Ausbreitung des Lichtes, des göttlichen Be-
wusstseins und Gui, als Rückzug des Lichtes, also als
Ausbreitung der Dunkelheit, jetzt aber auf geistig-seelischer
Ebene. Dieser Zusatz ist enorm wichtig, wir befinden uns momentan auf einer grundsätzlich anderen Ebene unserer
Betrachtungen. Auch das zeigt die Genialität der Menschen des
Altertums. Die jeweiligen Symbole und Bilder umfassen immer
mehrere Ebenen. Die menschliche Ebene des Qi, die körperliche des Jing und die himmlische des Shen. Shen und Gui sind
eindeutig bezogen auf die Welt des Himmels und die Aspekte
die damit zu tun haben, sind geistig-seelischer, spiritueller Natur. Sowohl im Kapitel über Himmel, Erde und Mensch als
auch im Kapitel über das Herz, finden Sie weitere Informationen zu Shen und Gui.

An dieser Stelle sei erwähnt, dass gerade diese Querverbin-
dungen, die Verquickung der verschiedenen Ebenen, auf der

einen Seite wunder- und reizvoll sind, und auf der anderen Seite eine gewisse Schwierigkeit beim Schreiben mit sich bringen, da es so viele unterschiedliche Verbindungen aller Art gibt, die ja nicht alle gleichzeitig besprochen werden können.

Eine weitere Idee von Yin und Yang ist bekanntermaßen bezogen auf die *Weiblichkeit (Yin)* und die *Männlichkeit (Yang)*, oder besser auf den weiblichen und den männlichen Aspekt einer Sache. Dennoch bleibt klar festzuhalten, dass es sehr wohl auch die geschlechtliche Darstellung und den sexuellen Ausdruck dieser beiden Kräfte gibt und immer gegeben hat. Die Bezeichnungen **Lingam** und **Yoni**, oder **Juwel** und **Lotus**, waren in erster Linie abgestimmt auf den **Geschlechts-Verkehr.** Hier eben nicht nur bezogen auf die körperliche Komponente, aber auch. In diesen Bildern finden wir auch, dazu passend, das Konzept der **Einheit,** welche dem Yin, dem Weiblichen zugeordnet ist und der **Zweiheit,** welche dem Yang, dem Männlichen zugesprochen wird. Interessanterweise finden wir in dem körperlichen Geschlechtsakt selbst die oben angedeutete Polarität und gleichzeitig aufgehobene Polarität, den Kontrapunkt. Wenn wir als Paar miteinander körperlich verkehren, so verbinden wir uns in unseren Bewegungen mit dem Partner, um uns gleich wieder zu trennen. Sowohl der Akt selbst ist also ein Wechsel zwischen Einheit, der Penis des Mannes verschwindet in der Vagina der Frau, als auch der Zweiheit, wenn der Penis wieder, zumindest ein Stück weit, herausgezogen wird. Der Akt zeigt deutlich das Wechselspiel zwischen Yin und Yang, zwischen Nähe und Distanz, zwischen Sexualität (Dividuum – das Zweigeteilte, s. Fiedeler) und dem Individuum (das nicht Zweigeteilte). Zu beachten ist hierbei, dass das männliche Yang für die Individualität steht, welches die Bedeutung eines Einzelwesens annimmt, während das weibliche Yin für die Einheit zweier Wesen, eben eines Paares, steht.

Wenden wir uns nun anderen Beispielen für die Vielfältigkeit und Tiefgründigkeit des Gesetzes von Yin und Yang zu.

Nehmen wir z.B. **Licht** und **Schatten** oder **hart** und **weich** als Paare, die es sich lohnt anzuschauen. Licht und Schatten, welche im Altertum von den Daoisten als **Tai-Yang** und **Tai-Yin** bezeichnet wurden, sind genauso wie wir schon zuvor feststellten, durchaus ambivalent in ihren Ausdrucksformen in der Welt. Wenn am Tage die Sonne scheint, finden wir dort natürlicherweise das Licht, doch auch in der Nacht finden wir das Licht, zumindest für einige Zeit und in ständiger Wiederkehr, nämlich in Form des Vollmondes. Und andererseits existiert auch am hellichten Tage die Dunkelheit in Form des Schwarzmondes. All diese Aspekte, die den Mond und seine Bilder und Formen betonten in alter Zeit, sind *schamanischen* Ursprungs. So bildeten die beiden kleinen Kreise innerhalb der Monade, wie schon erwähnt, den Kontrapunkt zum Sonnenlauf, eben den Verlauf des Mondes. Die schamanische Idee wurde von den Daoisten mit hart (gang) und weich (rou) benannt. In alter Zeit waren diese beiden Begriffe Ausdruck der beiden Kräfte des Universums, Ausdruck von Yin und Yang. Selbst in Büchern der Daoisten über Sexualkunde werden die Geschlechtsorgane mit gang bzw. rou bezeichnet.

Hier vielleicht noch ein kurzes Beispiel, wie heutzutage das Yin / Yang-Zeichen ebenfalls genutzt werden kann, vorausgesetzt, wir verstehen die wahre Bedeutung des dahinterstehenden Konzeptes.

So könnte man beispielsweise die heutige westliche Sicht der Dinge so (Zeichnung 1) darstellen, und die ursprünglich östliche Sicht der Welt eher so (Zeichnung 2).

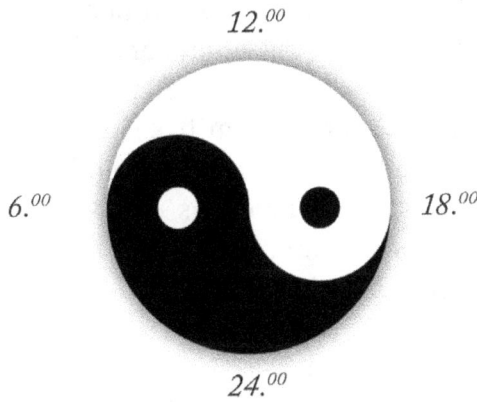

12.^{00}

6.^{00}　　　　　　　　　　　18.^{00}

24.^{00}　　　　　　*Zeichnung 1*

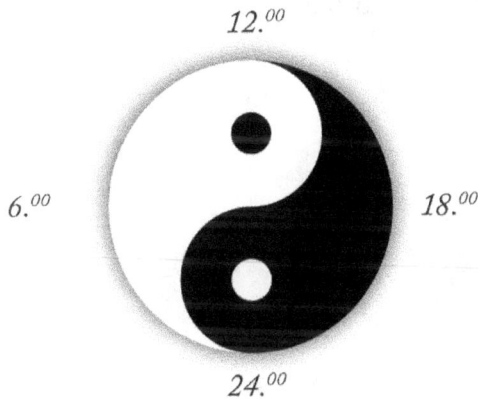

12.^{00}

6.^{00}　　　　　　　　　　　18.^{00}

24.^{00}　　　　　　*Zeichnung 2*

Der Unterschied ist klar zu erkennen und bedeutet, dass einmal die Aufmerksamkeit auf dem Aspekt liegt, der praktisch erfass-bar, erkennbar und materiell sichtbar ist, während die zweite Zeichnung eher den Aspekt des dahinter verborgenen Prinzips darstellt.

Mit dem folgenden Zitat aus dem **Huainanzi,** nochmals ent-liehen den Arbeiten von Fiedeler, möchte ich das Kapitel Yin und Yang vorerst abschließen. Wichtig bei meiner Darstellung war mir, dass Sie begreifen, dass es mit dem Auswendiglernen von ein paar Tabellen über Yin- und Yang-Zuordnungen wahrlich nicht getan ist. Doch dieses tiefere Verstehen, welches schwerer sich zu erarbeiten ist, hilft später beim Verständnis der Chinesischen Medizin, der Therapie und bei der Sicht auf Ihre Patienten ungemein, handelt es sich doch um eines der grundlegendsten Gesetze und Konzepte in der chinesischen Welt und insbesondere der Medizin.

„In der Urzeit,
als Himmel und Erde noch nicht existierten,
gab es nur Erscheinungen,
keine körperlichen Gestalten."

c. Symbolwissenschaft

Die Grundidee der Chinesischen Medizin findet sich in dem Ausspruch: **„Yi zhe Yi je"** wieder, was in etwa „Medizin ist **Symbolwissenschaft"** bedeutet oder „Medizin ist die Wissenschaft vom Wandel". Dieser Satz bezieht sich direkt auf das Yijing, das Buch der Wandlungen mit seinen 64 Hexagrammen, die die Grundstruktur des Universums, die Grundstruktur energetischer Prozesse, darstellen. Diese 64 Hexagramme und deren Bedeutungen und Wandlungen haben sehr viel Nähe zu den 64 Genen des menschlichen Gen-Codes, der DNA. Es sind Grundmuster des Lebens, die überall wiederzufinden sind, im Himmel, auf der Erde und auch im Menschen. Man kann es gar nicht hoch genug bewerten, was die *Alten* vor ein paar tausend Jahren in China entdeckt und, zumindest teilweise, bis in die heutige Zeit bewahren konnten.

So bezog sich die Chinesische Medizin nie nur auf rein medizinische Bereiche, wie wir es heute kennen. Es war damals klar, dass wir abhängig sind von etwas weitaus Größerem, eben dem Kosmos, der uns vorgibt wie wir leben sollten, um nicht krank zu werden. Der Einfluss der Natur auf die Prozesse auf der Erde, in die auch der Mensch eingebunden ist, wie beispielsweise Tag und Nacht, Jahreszeiten, Kälte oder Feuchtigkeit, waren bedeutend und bestimmend auch für das menschliche Leben. Diese Abhängigkeit haben wir, insbesondere hier im Westen – aber nun auch fortschreitend im Osten – völlig aus den Augen verloren.

Wir glauben, wir stünden über der Natur und könnten sie beherrschen. Dieses Missverständnis ist der Anfang allen Leides. Wir leiden, weil wir uns zu wichtig und die Natur nicht mehr ernst nehmen. Wir meinen, wir sind so grandios und unfehlbar, dass wir uns über alles hinwegsetzen können.

Es ist faszinierend sich anzuschauen, wie der Satz **„Macht euch die Erde Untertan"** so eklatant fehlgedeutet wurde und immer noch wird. Sich die **Erde** Untertan machen bedeutet eben nicht, dass wir an dem Ast sägen, auf dem wir sitzen. Erst recht nicht bedeutet es, dabei den **Himmel** gleich mit untergehen zu lassen. Doch genau dies ist unser Handeln. Wir glauben, wir stünden in der Mitte der Schöpfung nicht als Empfangende, sondern als Macher!

Dabei zeigt uns die Natur immer wieder unsere Grenzen auf, doch wir schauen allzu gerne weg. Dieser Bezug zwischen dem *Himmel,* einem Konzept der alten Chinesen, und dem Menschen ist die Grundlage der Chinesischen Medizin und ermöglicht tiefe Einblicke in das wahre Leben und die wirkliche Glückseligkeit. An anderer Stelle werde ich darauf noch ausführlicher eingehen. Hier wollen wir nur festhalten, dass wir abhängig von der Natur, der Umwelt, dem Kosmos sind.

Um zu verstehen und wirklich – im Herzen – zu begreifen, müssen Sie, liebe Leser, sich einlassen. Einlassen auf ein völlig anderes Weltbild. Auch die, die bisher der Meinung waren dies doch schon zu tun, sollten sich eine noch größere Offenheit zulegen.

Einlassen und Loslassen, auf jeden Fall **lassen,** in der Idee des Yin, des Weiblichen, verdeutlicht in der Chinesischen Medizin.

Wir müssen dringend wieder weiblicher werden. Wir alle! Doch was ist wirkliche Weiblichkeit? Auch dazu später mehr. Loslassen von alten Ideen, von der Manie, der perfekte Heiler zu sein oder loslassen von dem Wahnsinn, *nur* Sie sind ein guter Heiler und ein guter Mensch. Demut und Dankbarkeit, Mitgefühl und Liebe im Sinne einer positiven, gleichmütigen Lebenseinstellung, zeichnen einen erfolgreichen, zufriedenen und glücklichen Heiler und Menschen aus. Und dies spüren auch die Patienten. Und ebenso sich einlassen auf den demutsvoll dienenden Weg des Dao, der von einem Heiler und von jedem Menschen gegangen werden sollte.

Ich bin mir aus eigener Erfahrung sicher, dass stupides Auswendiglernen von Tabellen oder das ständige Aufsagen von Akupunkturpunkten oder chinesischen Kräutern vielleicht helfen mag, diese besser zu behalten, doch dem Verständnis dienen solche Methoden sicher nicht – da sind sie eher hinderlich. Denn wenn ich *etwas* gelernt habe, dann, dass jedes Wort, jeder Name, jede Beschreibung und jedes kleinste Detail in der alten Chinesischen Medizin eine besondere und letztlich klare Bedeutung, eben einen bestimmten Sinn hat. Und wenn ich diesen Sinn und den Zusammenhang nicht erkenne, so liegt es nicht an den alten, dummen Chinesen, sondern an mir. So sind denn auch Verwestlichungen, wie z.B. die Vereinfachung der Namen für die Akupunkturpunkte - z.B. den Akupunkturpunkt **San Yin Jiao** stark vereinfacht *Milz 6* zu nennen -, eher gefährlich, denn der Sache förderlich und dienlich.

Einschränkend möchte ich gleich hinzufügen, dass es eben jene von uns so sehr gewünschte Eindeutigkeit der Begriffe und insbesondere der Methoden, Konzepte und Ideen in der Chinesischen Medizin niemals gegeben hat. Sehr wohl bestehen deutlich voneinander verschiedene oder gar sich widersprechende Methoden oder Hinweise schon seit langer Zeit nebeneinander, wohl wissend, dass es die eine einzige Wahrheit nicht gibt. Wer sollte schon wissen und entscheiden, welches die beste Farbe, welches der richtige Weg oder welches die beste Menschenrasse ist, um hier nur einige wenige Beispiele für die Klarheit und Vernunft der Chinesen auf diesem Gebiet aufzuzeigen. Im späteren Text werde ich ausführlichere Beispiele angeben. Auf jeden Fall ist diese *Mehrdeutigkeit* Methode und hat absolut Sinn. Ohne diese Sichtweise - leider fehlt dieses Verständnis manchmal auch den hiesigen Anhängern und Praktikern der Chinesischen Medizin - kann man Chinesische Medizin weder verstehen, noch wirklich erfolgreich praktizieren. Ich bezeichne diese Fähigkeit der ursprünglichen Medizin Chinas und auch das damalige Gedanken- und Kulturgut gerne als ein Beispiel für einen wirklich **Offenen Geist.** Wir hier im Westen - und demnächst wohl auch im Osten - müssen uns diesen Offenen Geist wohl erst wieder neu erarbeiten, ihn neu entdecken und neu lernen ihn umzusetzen, als einen enorm wichtigen und praktischen Aspekt jedes schöpferischen Tuns. Interessanterweise finden wir den Begriff *Offener Geist* in vielen Meditationsschulen der unterschiedlichsten Couleur wieder. Und glauben Sie mir bitte, der Offene Geist endet sicher nicht dort, wo wir selbst meinen, wir hätten ihn ja bereits…! Wir können alle noch offener, noch weiter und noch ungeformter an egal welches Problem herangehen, um neue Erkenntnisse und Methoden zu entdecken, zu verstehen und dann letztlich zum Wohle aller einzusetzen.

Das Spannende ist, dass wir uns nichts mit dieser Offenheit vergeben. Doch unsere westliche Gesellschaft ist einfach immer mehr in eine andere Richtung gegangen. Wir behaupten zwar, wahnsinnig weltoffen zu sein, doch ob in der Medizin, in der Bildung, in der Wirtschaft, überall holen uns dieses Festhalten, dieses Besserwissen und die oftmals damit verbundenen Machtspiele wieder ein. Wir haben in fast allen gesellschaftlichen Bereichen große Probleme und es wird Zeit, dass wir diese lösen. Für uns selbst und für die uns anvertrauten Menschen. Ich betone das alles an dieser Stelle so sehr, weil ich glaube, dass es die Grundbedingung ist, um Chinesische Medizin wirklich zu verstehen und sinnvoll anwenden zu können. Aber auch, um letztlich uns Menschen hier zu helfen, den **Weg,** zumindest ein Stück weit, wieder zu sehen und zu gehen.

Neben dieser Mehrdeutigkeit und dem dahinter stehenden Gedanken, viele Optionen zu haben, um möglichst jeden Patienten behandeln, aber auch für jedes Fachgebiet Hilfestellungen und kreative Ideen vermitteln zu können, gibt es einen weiteren Ansatz der Chinesischen Medizin, der heutzutage total in Vergessenheit geraten und ja, man muss sagen, in Verruf gekommen ist. Wie gesagt, die alte Medizin der Chinesen war im Ursprung eine Symbolwissenschaft. Diese Idee, mit Symbolen zu arbeiten ist jeder alten Kultur, gleich wo auf der Welt, zu eigen gewesen. Wir modernen Menschen verteufeln dieses alte Wissen leider häufig, schon bevor wir es uns überhaupt richtig angeschaut haben. Ich möchte hier nicht zu tief in dieses fast eigenständige Gebiet einsteigen, doch so viel sei gesagt: Symbolwissenschaft meint hier einen Bezug zwischen bestimmten Symbolen und dem Menschen. Das Universum drückt sich aus durch Bilder am Himmel, aber auch durch Bilder im Menschen. Und im alten China war man sehr weit was die Entschlüsselung solcher Motive, solcher Symbole, anging. Die Astrologie war ein damals schon bekannter und anerkannter Wissenschaftszweig. Viele Aspekte der Chinesischen Medizin finden hier ihren Ursprung. Oder aber in Werken wie dem **Yijing,** dem *Klassiker der Wandlungen* der auch der *Klassiker der Symbole* genannt wird. So fühlte sich der Mensch verpflichtet, dem Universum Ausdruck zu verleihen. Zuerst wurden die vom Himmel *gesendeten* Bilder einfach zurück projiziert. Sozusagen als eine Art Antwort nach dem Motto: „Wir haben verstanden!". Später kamen immer mehr Symbole, immer mehr Ebenen hinzu und so ist dann letztlich die Sprache zu Beginn auch nichts anderes gewesen als eine Antwort an den Himmel, den Kosmos, das Universum. Dazu später in den Organbesprechungen mehr. Kosmologisch betrachtet sind all die Leitbahnen, Akupunkturpunkte und Kräuter nur Ausdruck eben dieser Beziehung zum Himmel mit einem klar umgrenzten Bedeutungsrahmen und aus diesem Grunde ebenfalls heilig. Außerdem sind sie viel aussagekräftiger als spätere *Vereinfachungen,* die aber mangels Verständnis ohne Sinn geblieben und damit für die Praxis nur wenig tauglich sind. Ich werde zwischendurch immer wieder einige Symbole vorstellen, bzw. erläutern. Ebenso bin ich mit chinesischen Schriftzeichen verfahren. Da ich letztlich weder Symbolwissenschaftler noch Sinologe bin, möchte ich diese Arbeit denen überlassen, die davon mehr verstehen als ich. Dennoch schien es mir hier und da ratsam, einige Beispiele anzuführen, die besonders die Wichtigkeit und die Anwendbarkeit dokumentieren. Außerdem machen sie vieles glaubhaft und oft entsteht eine Art *Aha-Erlebnis.* Auf jeden Fall zeigen die Beispiele eine gewisse Stringenz der Chinesischen Medizin auf, die sehr wohl ein klar aufgebautes Konzept hat und nachvollziehbare und in ihrem Sinne objektivierbare Hilfen und Behandlungsmethoden kennt.

Doch lassen Sie uns weiter hinterfragen, was ein Symbol eigentlich ist. Was steht hinter diesem Begriff? Nun, der Aspekt der mir an dieser Stelle wichtig ist, ist, dass ein Symbol verschiedene Bedeutungsebenen ein und derselben Sache in sich vereinen kann. So kann ein Symbol Ausdruck einer energetischen Situation, eine materielle Beschreibung von etwas sein und den entsprechenden geistig-seelischen Aspekt in sich aufnehmen und darstellen. Und genau dies ist die Wissenschaftsmethode, die sich die alte Chinesische Medizin zu eigen gemacht hat. Dies bedeutet aber eben auch, dass, wollen wir sie wirklich tief verstehen, wir genau dieses symbolhafte Denken und Ordnen wieder erlernen müssen. Bleiben wir bei dem Punkt San Yin Jiao, dem 6. Punkt der Milzleitbahn. Die am häufigsten anzutreffende Übersetzung dieses Namens ist etwa „Das Treffen der 3 Yin". Damit ist das hier in diesem Bereich des Körpers stattfindende Aufeinandertreffen der 3 Yin-Leitbahnen der Beine, Lunge, Niere und Milz gemeint. Somit ist dies ein rein örtlicher Bezug, eben ein Bereich, in dem sich 3 Leitbahnen treffen. Doch wenn wir die Symbolik diese Punktes richtig anschauen und versuchen, ein tieferes Verständnis von ihm zu bekommen, so können wir noch andere Übersetzungen finden, die eine viel weitreichendere Aussagekraft haben als die bisherige und ein enormes therapeutisches Potential beinhalten und eröffnen. So können wir die „3 Yin" auch verstehen als die Nennung eines **Trigrammes,** also eines Begriffs aus dem Yijing, welches schon zur damaligen Zeit sehr populär und aussagekräftig war. Dann hieße es: Das Trigramm **Kun** wandelt sich in diesem Punkt in 3 Yang-Striche, in **Tian.** Denn das ist das Thema des Yijing: Die Gesetzmäßigkeit des Wandels. Das Trigramm Kun steht für Erde, Yin, für Feuchtes, Sumpfiges, für Mutterboden. Dieser Boden soll nun genutzt und gewandelt werden durch Energie, Bewegung, Arbeit. Und so entsteht das Trigramm **Tian,** der Himmel, Yang. Und der Himmel steht im Yijing u.a. für Sonne, Licht und Trockenheit. Und schon kommt eine sehr wichtige Funktion der Milz zum Vorschein. Denn wenn sie intakt ist und gut arbeitet, macht sie genau das, sie wandelt Erdhaftes, Feuchtes und Schlammiges um in Energetisches, Klares und Belebendes. Ist diese Funktion der Umwandlung gestört und die Feuchtigkeit, das Klebende, das Dunkle sind zu stark geworden, so hilft dieser Punkt San Yin Jiao, die Energie im Körper zu erhöhen und die Umwandlungsfähigkeit von Yin ins Yang zu verbessern. Mit dieser Aussage lassen sich also beispielsweise Müdigkeit, unklares Sehen und Denken, ein Gefühl von Benommenheit aber auch Übergewicht im Sinne von zu viel Yin und einige andere Beschwerden über genau diesen Punkt behandeln. Fehlt es dem Körper also an strahlender Kraft, an Klarheit und am Yang, welches die Materie (Yin) belebt, so ist dieser Punkt genau richtig und wird mit Massage oder Akupunktur behandelt. Auch hier erkennen wir sofort die grenzüberschreitenden Wirkungen auf die Emotionen und den geistig-seelischen Bereich. Denn wer klar ist im Denken und eine gute Strahlkraft im Inneren des Körpers besitzt, dem fällt es leichter, sich zu zentrieren (auch eine Milzfunktion!), sich zu erkennen und seiner eigenen Seele, später sogar der Seele des Himmels, mehr Platz zu geben in seinem Leben. Selbsterkenntnis, durch Meditation beispielsweise, benötigt immer wieder u.a. diese Funktion der Milz, die Umwandlung des Dunklen und des Feuchten. Um wie vieles klarer wird dann z.B. der Satz „Die Milz liebt es trocken und warm" aus dem Neijing!

Dies sollte an dieser Stelle nur ein kleines Beispiel sein, wie seinerzeit die Chinesen ihre Medizin definiert, gesehen und ausgeübt haben. Wir sind allein für den Punkt San Yin Jiao noch lange nicht am Ende, doch dieses soll, wie schon erwähnt, anderen Forschern, wie z.B. **Dr. Heiner Fruehauf,** überlassen bleiben. Ich möchte Ihnen hier nur eine praktisch nachvollziehbare Idee liefern, wie die alte Chinesische Medizin arbeitet und wie sie deshalb entschlüsselt werden muss, um verstanden und ihr gerecht zu werden und um den größtmöglichen Nutzen für die Praxis aus ihr ziehen zu können.

d. Himmel, Erde, Mensch

Shen Nong Ben Cao –
Die Therapien des Göttlichen Bauern

Es gibt drei Klassen von Medizin. Die höchste Stufe der
Medizin korrespondiert mit dem Himmel. Sie nährt die
kosmische Bestimmung eines jeden Menschen. Sie
ermöglicht die spirituelle Transformation.

Die mittlere Stufe der Medizin korrespondiert mit dem
Menschen. Sie nährt das Verständnis über die individuelle
Entstehung des Menschen. Sie stützt die individuelle
Konstitution.

Die unterste Stufe der Medizin korrespondiert mit der Erde.
Sie dient ausschließlich der Behandlung körperlicher
Disharmonien.

Das Konzept „Himmel, Erde, Mensch" ist ein weiteres fantasti-
sches Beispiel für die Genialität der Chinesischen Medizin.
Genial im Sinne von Flexibilität, Weitsichtigkeit und den enor-
men Möglichkeiten, die ein von einer großen Offenheit
geprägtes Paradigma zulässt. Wenn wir folgende Schaubilder
und Ideen betrachten und ernsthaft studieren, können wir wieder jede Menge an Informationen über die Welt und damit auch
über uns und über die Medizin bekommen.

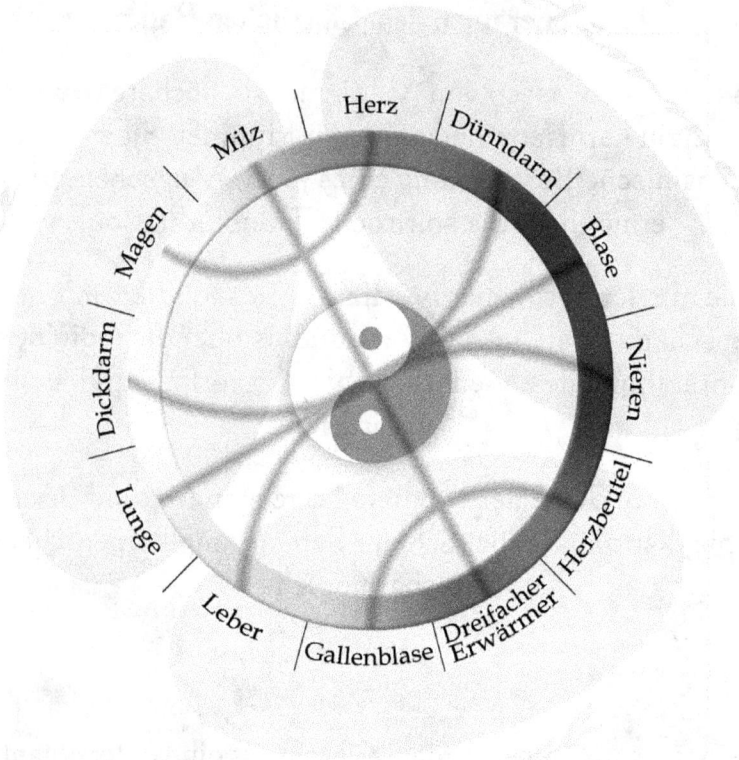

Milz

Herz

Dünndarm

Magen

Blase

Dickdarm

Nieren

Lunge

Herzbeutel

Leber

Dreifacher Erwärmer

Gallenblase

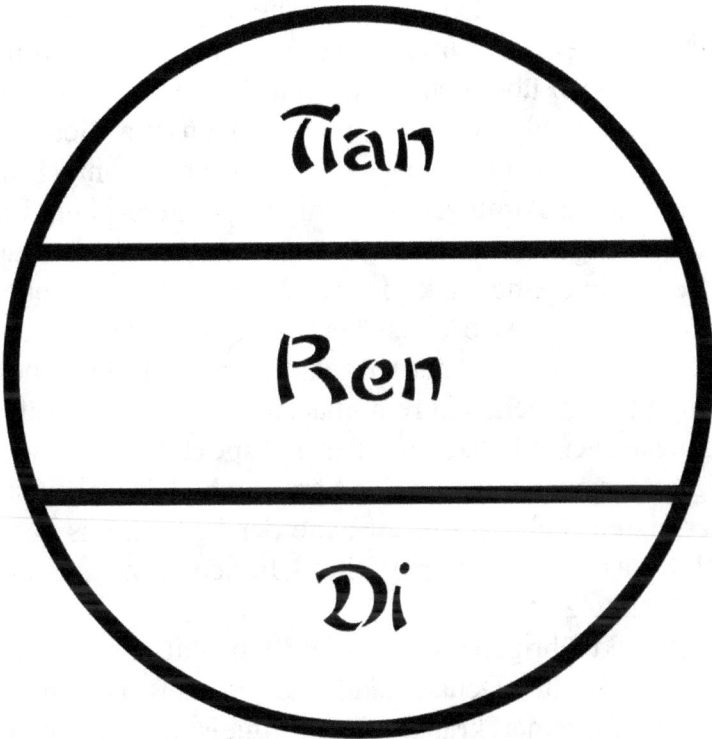

Tian = Himmel, Ren = Mensch, Di = Erde

Werfen wir zunächst einen Blick auf die Dreiteilung innerhalb dieses Systems der Darstellung der Organsysteme. Wir finden den Bereich der **Erde** auf der linken Seite mit den vier Organsystemen Lunge, Dickdarm, Magen und Milz. Diese vier Organsysteme haben alle zu tun mit der materiellen Verstoffwechselung im Körper, es sind Organsysteme die funktionell betrachtet die postnatalen Angelegenheiten des Körpers regeln. So finden wir dort die Atmung, die Ausscheidung (sowohl über die Haut als auch über den Darm) und natürlich das Essen und Trinken. Alle Funktionen, die wir nach unserer Geburt selbständig ausführen und ohne die wir nicht fähig sind zu überleben. Ohne Atmung nur wenige Minuten, ohne Trinken nur wenige Tage und ohne Essen nur wenige Wochen und zu guter Letzt ohne eine funktionierende Ausscheidung ebenfalls nur wenige Tage. Also alles lebenswichtige Funktionen, die, wenn wir sie einer bei uns so geläufigen oberflächlichen Betrachtung unterziehen, den rein materiellen Körper betreffen. In der Chinesischen Medizin ist dieser Aspekt natürlich genauso wichtig, da er zuerst einmal das körperliche Überleben sichert. In einer ersten Sicht ist diese Ebene der Erde in uns das Konzept, für das eigene körperliche Überleben zu sorgen und Verantwortung zu tragen.

Ein Aspekt übrigens, der im Westen und anscheinend besonders stark in Deutschland ausgeprägt ist in seiner Pathologie, in seiner krankhaften Entgleisung. Auf einer bestimmten Ebene betrachtet ist unsere „Geiz-ist-geil-Mentalität" ein Syndrom, welches die Vernachlässigung dieses wichtigen Erdaspektes in uns deutlich zu Tage treten lässt. Denn wir sparen besonders gerne am Essen. Nahrungsmittel und Getränke sind in vielfacher Hinsicht bei uns nebensächlich. Es reicht uns, wenn sie billig genug sind - und ich benutze hier bewusst das Wort *billig* und nicht *preiswert*. Auf den DVDs über die Verdauungsorgansysteme Magen und Milz werden wir auch darauf noch ausführlicher zu sprechen kommen. Zu erkennen und danach zu handeln, dass wir auf unseren Körper angewiesen sind und dieser gut gepflegt und genährt (daher der Begriff *Nahrungs*mittel) sein will, ist eine Qualität der Erde. In unserem Diagramm sind die vier Erd-Organsysteme ebenfalls eng mit dieser Idee verbunden.

Hier können wir nun eine Parallele zu einem weiteren Begriff aus der Chinesischen Medizin ziehen, der **Jing** heißt und oft mit *Materie* übersetzt wird. Aus einem anderen Konzept stammend steht Jing für genau diesen materiellen Aspekt im Körper. Der gesamte Körperbau, Knochen, Blut, Zellen sind mit diesem Begriff umschrieben. Das Jing gilt als dichteste Manifestation des ursprünglichen Qi, der ursprünglichen Energie des Dao.

Wie hat Frau Dr. Zöller so schön geschrieben:

"Der Beginn des Menschenlebens, allen Lebens, ist eine Funktion der Materie, die Energie dazu liefert das Qi, die „innere" Leitung hat das Shen, das die Materie beseelt."

Jing ist also nicht pure Materie, sondern nur ein Ausdruck für den materiellsten Teil des Gesamten. Abgesehen davon, dass alles Eins ist und letztlich nicht getrennt werden kann, gibt es in Jing immer noch energetische oder geistig-seelische Komponenten und umgekehrt. Seinen Ursprung im Körper finden wir bei den Daoisten lokalisiert im **Xia Dantian,** welches meistens als *Unteres Dantian* bezeichnet wird. Über Xia Dantian wiederum gibt es einen engen Bezug zum Organsystem Niere und da mit interessanterweise zum pränatalen Qi, der vorgeburtlichen Energie. So wandelt sich alles und die Beziehungen zwischen all den Funktionen und Aufgaben sind vielfältig und manchmal, besonders für Nicht-Chinesen und kulturell anders ausgebildete Berufe, wie z.B. Ärzte und Wissenschaftler, schwer nachvollziehbar bis verwirrend. Das Konzept von Yin und Yang wirklich zu verstehen, oder den Satz *Yi zhe Yi je,* „Medizin ist Wissenschaft der Symbole/Wandlungen" mit wahrem Inhalt zu füllen, tief im Herzen zu verstehen und anwenden zu können, ist gerade für uns Westler so schwer. Umso größer ist die Verlockung, wie gerade von der Stiftung Warentest in ihrem Buch „Die andere Medizin" wieder einmal gezeigt wird, uns und unser Wissen auf ein Podest zu stellen und zu meinen, alles andere auf dieser Welt muss dieser wissenschaftlichen Logik folgen können, sonst ist es eben falsch. Wir vergessen und verdrängen zu gerne, dass unsere Sicht von Natur-Wissenschaft nur *eine* mögliche ist. Andere Kulturen haben andere Ideen entwickelt und nutzen diese seit Jahrtausenden. Wie weiter oben aufgezeigt, ist die Sicht, dass wir vom Himmel und den Gestirnen umweltet und von daher beeinflusst werden, nicht abwegig, sondern gerade praktisch immer wieder erfahrbar. Überhaupt wundert es mich, dass so viele intelligente Forscher, Wissenschaftler und Mediziner im Westen immer wieder herumreiten auf dem Begriff „wissenschaftlich beweisbar", wo doch gerade hierzulande immer deutlicher wird, dass diese Sicht eben nicht die ganze Medaille darstellt. Immer wieder frage ich solche Ärzte oder Wissenschaftler in meinen Vorträgen, wie sie denn **Liebe** oder einfach nur **Partnerschaft** bitte schön wissenschaftlich für alle Menschen mit gleicher Gültigkeit erklären und beweisen wollen. Wir kommen der Welt nicht näher, wenn wir uns weigern, sie zu sehen und stattdessen laufend versuchen, sie uns so zu bauen, wie wir sie gerne hätten. Somit wird immer klarer und zwingend notwendig, dass wir philosophisch orientierte Literatur wie von Laozi oder Zhuangzi lesen müssen, wollen wir dieses Medizinsystem der Chinesen tiefgreifend durchdringen und erfolgreich in der Therapie einsetzen. Nur weil wir Dinge nicht verstehen, bedeutet dies nicht, dass sie nicht existieren. Daher immer wieder meine Mahnung und meine Aufforderung an Sie, sich der Chinesischen Medizin so zu nähern, wie sie es verdient, auch wenn genau das zu Beginn eine Auseinandersetzung mit sich selbst, dem eigenen Wissen und der eigenen Kultur bedeutet. Ich möchte dies hier noch mehr verdeutlichen: Wenn wir wissen wollen, wie die chinesische Sprache und deren Schriftzeichen funktionieren, so müssen wir Chinesisch lernen! Zwingend! Denn mit unserem Wissen über Sprache stellen wir nur fest, dass es im Chinesischen keine Wörter gibt, keine Sätze, keine Satzzeichen, sondern nur Zeichen, die wir nicht verstehen. Aus unserer Sicht handelt es sich also nicht um eine Sprache! Doch es ist die meist-gesprochene Sprache der Welt! Genau das ist unser Problem! Wir glauben, wir sind die einzig Wahren, nur wir kennen die Wahrheit! Doch genau diese Ignoranz funktioniert nicht und wird inzwischen viel zu teuer, weil unser Gesundheitssystem (oder sollen wir besser von Krankheitssystem sprechen) nicht mehr finanzierbar ist. Es steht nicht mehr das Wohl des Patienten und des Systems im Vordergrund, sondern nur wirtschaftliche Interessen und die Angst vor Konkurrenz. Doch davon später noch mehr. Jetzt jedoch kommen wir zurück zur Erde.

Die Idee der Erde ist etwas Festes, Materielles und Sichtbares. Alle Ebenen, die hier angesprochen werden, sind im wahrsten Sinne des Wortes *greifbar*. Deshalb sind wir auch so fixiert darauf, weil wir die Erde als Idee sehen, greifen, fassen und damit als real(er) erleben können. Der Begriff Erde selbst ist fassbar, erlebbar. Wir haben *Boden unter den Füßen*, können *verwurzeln*, können die Dinge der Erde *anfassen, spüren, berühren*. Selbst die Luft wird ja manchmal, beispielsweise beim Kochen oder bei Nebel, sichtbar. Auf jeden Fall können wir sie direkt erleben und durch das Atmen und das Nicht-Atmen auch ausprobieren und leicht nachvollziehbar werden lassen. Obwohl sicherlich die Luft schon einen Aspekt des Übergangs in eine andere Ebene deutlich werden lässt. Die Darstellung der Erde in Form von Nahrungsmitteln, aber auch Pflanzen, Tieren und Bergen, symbolisiert überall den formgebenden, materiellen Charakter. Wir Menschen lieben diesen materiellen Aspekt über alles. Wir wollen etwas *in den Händen haben.* Am liebsten hätten wir gern *unser Leben in unseren Händen.* So versuchen wir denn, statt diesen Wunsch auf einer anderen Ebene zu leben, die Kontrolle über alle Situationen und Ereignisse im Leben zu bekommen und merken gar nicht, wie fatal falsch unser Ansinnen ist und uns sogar noch weiter wegtreibt von unserer ach so sehr erwünschten Sicherheit.

Der Erde zuordnen können wir, um ein weiteres schönes Beispiel zu liefern, welches nicht so häufig in der Literatur zu finden ist, die Schule des Daoismus. In einer ihrer Grundideen bezüglich der Lebensverlängerung, der Lebenspflege, kümmern sich die Daoisten um das Xia Dantian und dessen Bezug zum vorgeburtlichen Qi. Die Energie, die uns mitgegeben wird von Vater, Mutter und vom Kosmos – wiederum bezogen auf den Ort, den Zeitpunkt, die Konstellation am Himmel – bestimmt unser Leben grundlegend. Diese nicht erneuerbare Kraft sparsam zu verwenden, um lange und gesund zu leben, ist das Hauptziel der Daoisten. Ihre Übungen, Ernährungsrichtlinien und Sexualanweisungen zielen auf einen äußerst sparsamen Umgang mit diesen *irdisch-materiellen* Kräften. Ohne näher darauf eingehen zu wollen, sind diese Zuordnungen immer unter der Prämisse zu betrachten, dass alles letztlich doch eins ist und dass immer nur ein bestimmter Aspekt betont wird. Beispielsweise besteht ein direkter Kontakt zwischen dem Xia-Dantian und den anderen Dantian oder auch zwischen dem Organsystem Niere und dem Herzen. Ich führe diese Beispiele hier an, um Sie in die Welt dieses Denkens einzuführen und Ihnen klar zu machen, wie fließend die Übergänge sind, wie wandelbar die Welt ist und wie sie dann tatsächlich auch verstanden wird in der Chinesischen Medizin. Wandel und Einheit, zwei Begriffe, die Sie sich gar nicht oft genug ins Bewusstsein rufen können und an denen wir gar nicht oft genug arbeiten können.

Die Organsysteme Herz, Dünndarm, Blase und Niere sind unter diesem Gesichtspunkt betrachtet die Himmelsorgane. Als erster

Aspekt des Himmels geht es hier um die Darstellung und Vermittlung des geistig-seelischen, des spirituellen, des göttlichen Prinzips in uns. Alle Organsysteme haben, jeweils auf ihre Weise, etwas mit diesem Himmelsaspekt in uns Menschen zu tun. Es geht um die Liebe, die ja eindeutig etwas Nicht-Materielles ist. Liebe im Sinne einer Einheitsschaffung durch das Organsystem Herz. Das Herz, und letztlich nur das Herz, ist in der Lage, in allem was passiert und in jedem Menschen, egal welcher Herkunft, Hautfarbe, aber auch egal, welche Taten zu seiner Geschichte gehören, die Einheit zu sehen. Das Herz sieht das Gemeinsame und erkennt dies selbst hinter den vordergründigsten äußeren Erscheinungen und Handlungen, die wir so leben. Ich möchte hier nicht zu sehr vorgreifen, aber dieser Aspekt wird unter der hier angesprochenen Idee des Himmels verstanden. Aber es geht auch um das Sich-Entscheiden-Können für den richtigen - sprich göttlichen - Weg, welches eine Funktion des Dünndarms ist.

Der Dünndarm ist ausführendes Organsystem des Herzens und sorgt somit für das Einschlagen des rechten himmlischen Weges. Die Blase und die Niere stehen für die Aspekte der Demut, das Sich-Erniedrigen und die Bereitschaft, sich im Auftrag des Himmels für andere zu opfern, sich hinzugeben und immer wieder vor dem Leben zu verbeugen.

All diese Aspekte entsprechen dem Prinzip Himmel in seiner Vergeistigung, seiner Spiritualität und dem Hintanstellen des eigenen Egos. Die Aufrichtung zum Himmel in Dankbarkeit und Demut ermöglicht es uns, uns unserer wahren Aufgabe hier auf dieser Erde gewahr zu werden.

In einem anderen Modell, welches die Drei Schätze darstellt, steht der Himmel für das Geistige, das Bewusstsein, die Seele, den am wenigsten materiellen Ausdruck in uns. Er steht für Leichtigkeit, schweben, aufsteigen und sich nach oben ausdehnen können. Am ehesten finden wir in diesen Beschreibungen die Botschaft des Buddhismus wieder. Ausgerichtet auf den Geist selbst, werden Körper und Emotionen eher vernachlässigt und es wird ein reiner Geisteszustand angestrebt. Auch die geistigen Übungen, vornehmlich die Meditation, stehen im Vordergrund der buddhistischen Schulung. Geistige Ruhe, geistige Klarheit, das Durchdringen der geistigen Welt, sind Ziele des Buddhismus und dessen Methoden gehen ganz klar und hauptsächlich diesen Weg. Ihre Zuordnung zum Himmel erscheint aus dieser Sicht nur logisch, nochmals mit dem Hinweis, dass wir solche Gedanken und Methoden sehr wohl auch in den anderen Religionen wiederfinden. Der Dalai Lama, ein wichtiger Vertreter eines Teils der buddhistischen Schulen, hat den Buddhismus eben nicht als Religion, sondern als **Geisteswissenschaft** bezeichnet.

Konsequenterweise fällt in diese Zuordnung dann das so genannte Shang Dantian. Im Kopf liegend und ausgestattet mit einer direkten Verbindung zum Herzen steht es für das Geistig-Seelische, die Göttlichkeit in uns. Wir sind alle Buddhas, wir haben es nur vergessen, heißt es deshalb auch im Buddhismus. Das Shang Dantian hat weiterhin einen Bezug zum Organsystem Herz, zum Oberen Erwärmer mit dem Herzen und der Lunge. Außerdem steht das Obere Dantian für die Liebe als höchstes Gut, welches dort kultiviert werden soll. Es gibt Verbindungen zu unserer Mitte, zu den Sinnesorganen, zum Xia Dantian und zu den Organsystemen Niere und Blase, die ja sowohl diesen himmlischen Aspekt als auch eben den vorgeburtlichen und somit irdischen Aspekt in sich tragen. Die **Feuer-Wasser-Achse,** auf die ich ebenfalls später ausführlicher eingehen werde, verdeutlicht diesen Zusammenhang und deren Bedeutung auch für die heilerische Praxis.

Die Ebene des Himmels steht also in engstem Bezug zum Shen, dem geistigsten Aspekt unseres Seins.

Somit haben wir den Himmel und die Erde, welche wiederum auch im Yin/Yang-System ein Paar bilden, schon erläutert und einige grundlegende Beziehungen dargelegt. Als Symbole finden wir in den alten Texten dann häufig für die Erde <> den **Mond** und für den Himmel <> die **Sonne,** oder aber deren Darstellungen in Form eines **Rechtecks/Quadrats** für die Erde (die Acker-Felder der Erde wurden eben rechteckig angelegt) und eines **Kreises/** einer **Kugel** für den Himmel.

Wir kommen nun zum Bereich des **Menschen, Ren,** welcher den dritten Teil dieses Systems darstellt. Der Mensch, als einziges Lebewesen in der Lage Bewusstseinsentscheidungen zu treffen, wird durchströmt, beeinflusst und geführt von den anderen beiden Aspekten. Im Gegensatz zu den Tieren, die instinktgesteuert und somit auf einer gewissen Ebene schon heilig sind, müssen *wir* uns in diese Heiligkeit zurück entscheiden. Wir Menschen haben die Wahl, was wir wann wie tun. Wir haben Möglichkeiten, uns für oder gegen etwas zu entscheiden. Insbesondere die Entscheidung für oder gegen die Einheit, als Funktion des Herzens, ist hier angesprochen. Die Organsysteme Herzbeutel, Drei Erwärmer, Gallenblase und Leber stehen in diesem ersten System, welches wir uns momentan anschauen, für den menschlichen Aspekt des Ganzen. Dem Menschen eigen ist, wie schon erwähnt, sowohl die Entscheidungsmöglichkeit als auch die Emotionen. Die über die genannten Organsysteme angedeuteten vier Grundemotionen sind die Liebe, hier als die Idee des *Sich-Verlieben-Könnens,* als eine Hauptfunktion des Herzbeutels. Die Liebe zu uns, zum Leben, aber auch die Nächstenliebe oder noch spezieller die Partnerliebe sind hier angesprochen im Sinne einer Fähigkeit, die wir Menschen haben. Der Drei Erwärmer steht für den Aspekt der Einsicht in den Tod. Keine Angst vor dem Tod zu haben ist eine Aufgabe des gesunden (heilen) Dreifachen Erwärmers. Die Gallenblase und die Leber stehen für das Sich-einsetzen-können für eine heilige Sache. Dass wir Partei ergreifen können für die Botschaft des Herzens wird stark über die Gallenblase gesteuert. Wir können uns entscheiden, wie wir leben wollen und was uns wichtig ist. Der Ausdruck der Leber ist

dann der verzweifelte Schrei, die ungestüme Wut und das dar-
aus resultierende Klagen und Weinen. Dies sind eindeutig
menschliche Eigenschaften, die immer vorhanden sind und, je
nach Konstitution, Gesundheit oder Krankheit, entsprechend
zum Ausdruck kommen in ihren physiologischen oder eben pa-
thologischen Qualitäten.

Diese Stufe des Menschen wird dem **Konfuzianismus** zugeordnet. Seine Lehre betont die Vervollkommnung des
Charakters und der Emotionen. Tugend und Moral sollen den
Menschen erfüllen und die Entscheidungen des Einzelnen tragen und ihn nicht in die Irre gehen lassen.

Das **Zhong Dantian** ist der energetische Sitz dieser Energi-
en. Zhong Dantian befindet sich im Brustkorb, hinter dem
Brustbein und hat einen direkten Bezug zu unseren Emotionen.
Deshalb werden in der **Daoistischen Alchemie** auch alle drei
Dantian nacheinander *bearbeitet* und in die jeweils höchste
Stufe gebracht. Aus der Kraft des Xia-Dantian steigt die Ener-
gie auf - zuerst zum Zhong Dantian und dann zum Shang
Dantian. Dieses Aufsteigen und Wandeln des Qi wird die
Wandlung des Jing in Qi und dann in Shen genannt.

Hier nur der Vollständigkeit halber eine weitere Darstellung
der Weltsicht aus der daoistischen Tradition. Auch hier finden
wir das **Dreigeteilte,** als ein Ausdruck des Universums. Die
Zahl 3 eben als dreigeteilte Darstellung der Wahrheit und Voll-
kommenheit des Lebens schlechthin.

Nicht-Sein

Halb-Sein, Halb-Nichtsein

Sein

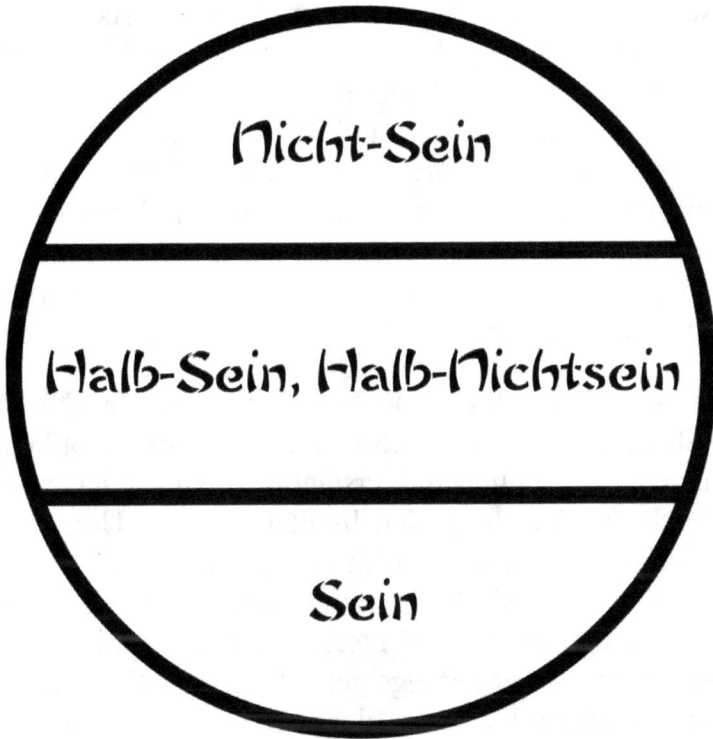

Hier finden wir, wiederum ganz im Einklang mit den zuvor besprochenen Diagrammen, eine Dreiteilung im Sinne einer Einteilung der Welt in drei Welten.

Die Welt der Erscheinungen **(Samsara)** hier als **Welt des Seins** bezeichnet, darf nicht verwechselt werden mit einer anderen, häufig benutzten Idee des Begriffes *Sein*! Wir reden hier nicht über das Sein in all seinen Abstufungen und Facetten, sondern diese Darstellung bezeichnet eben das Feste, Greifbare, Materielle als Sein. Im Vergleich zu oder in Anlehnung an die anderen Modelle, finden wir hier also die Darstellung der Erde. All die Dinge, die greifbar sind und die sich an die *Fakten* halten, fallen hierunter.

In der Übergangswelt, der Welt des **Halb Sein und Halb Nichtsein** finden wir emotionale, energetische Aspekte. Auch Träume oder Schatten gehören in diese Ebene. Sie gilt als die höher stehende Ebene und über diese Energetische Ebene kann Einfluss genommen werden auf die anderen beiden Ebenen. Selbstverständlich kann das Erleben einer Geburt, oder eines anderen schönen Ereignisses, den gesamten Körper stärken, kräftigen und sich auf allen Ebenen auswirken. Ich frage mich wirklich, wie es die Wissenschaft teilweise immer noch schafft, dies in Frage zu stellen.

Als höchste Ebene des Seins finden wir hier das **Nichtsein.** Diese Ebene des Unbewussten und des wahrhaft Göttlichen in uns entzieht sich jeglichem Verständnis oder jeglicher Bewertung durch den Verstand, den Intellekt. Dieser Urgrund allen Seins ist Erfahrung und dennoch so vielfach über Jahrtausende immer und immer wieder bestätigt worden, dass es klar sein dürfte, dass ein solches Nichtsein existiert, zumindest kann man, im Sinne meiner anfangs geforderten geistigen Offenheit, die Möglichkeit der Existenz solch eines Nichtseins annehmen.

Diese Ebene, einhergehend mit dem Konzept des Himmels, durchdringt wirklich alles und steuert sämtliche Prozesse des Kosmos. Im Körper ist es die höchste Instanz des Selbst, welches sich auflöst im vollkommenen kosmischen Bewusstsein. Diese Stufe des Himmels ist die **Erleuchtung,** oder wie es in alten daoistischen Texten heißt, **Das Große Verständnis.** Sie ist gemeint, wenn es bei Laozi heißt: „In deiner Kammer erkennst du die ganze Welt"! Oder „Aus Ton stellt du den Krug her, doch in seiner Leere, in seinem Nicht-Sein im Inneren, erhältst du seinen Wert".

Und wie jener große Philosoph seinerzeit schon erkannte, kann man das Unbeschreibliche eben nicht wirklich beschreiben, sondern muss es erfahren.

Abschließend sei mir der Hinweis gestattet, dass diese drei

von mir beschriebenen Ebenen der Welt zusammengehören. Und auch die Zuordnung der religiösen Strömungen ist relativ. Denn der Daoismus trainiert selbstverständlich auch den Geist durch Meditation, wie es auch Schulen des Buddhismus gibt, die den Körper ebenfalls stärken und mit ihm arbeiten. Darüber hinaus findet sich auch die Arbeit mit den Tugenden in allen drei Schulen. Es geht um die Einheit, und diese ist allumfassend und unbeschreiblich. Um sich ihr aber nähern zu können, dienen uns Worte, hervorgehobene Aspekte und unterschiedliche Wege. Doch das Ziel ist gleich, identisch, nicht aussprech- oder darstellbar und jenseits aller Worte oder Vorstellungen.

e. Die 12 Ebbe- und Flut-Hexagramme

Schon jetzt möchte ich einen kurzen Blick auf die Darstellung und Zuordnung der Hexagramme zu den Organsystemen werfen, da sie am ehesten den Gesamtüberblick über den damaligen Wissensstand und die damaligen Ideen vermitteln können.

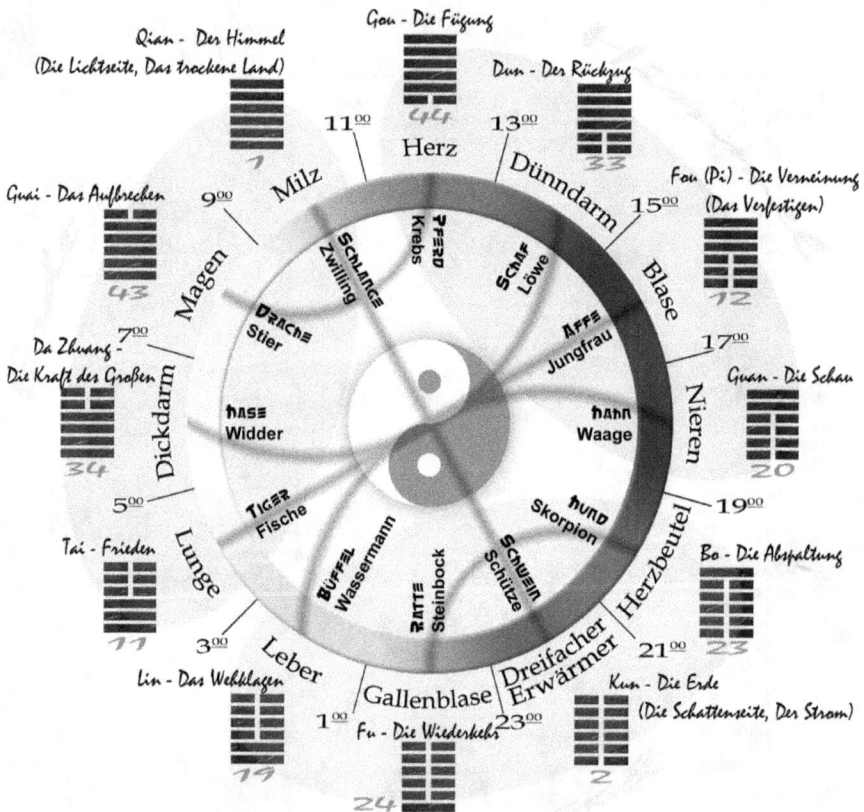

Gou - Die Fügung

Qian - Der Himmel
(Die Lichtseite, Das trockene Land)

Dun - Der Rückzug

11⁰⁰

13⁰⁰

Herz

Dünndarm

Fou (Pi) - Die Verneinung
(Das Verfestigen)

Guai - Das Aufbrechen

9⁰⁰

Milz

15⁰⁰

43

Magen

SCHLANGE
Zwilling

PFERD
Krebs

SCHAF
Löwe

Blase

12

DRACHE
Stier

AFFE
Jungfrau

Da Zhuang -
Die Kraft des Großen

7⁰⁰

17⁰⁰

Guan - Die Schau

34

Dickdarm

HASE
Widder

HAHN
Waage

Nieren

20

5⁰⁰

TIGER
Fische

19⁰⁰

Tai - Frieden

Lunge

BÜFFEL
Wassermann

RATTE
Steinbock

SCHWEIN
Schütze

HUND
Skorpion

Herzbeutel

Bo - Die Abspaltung

11

3⁰⁰

Leber

Dreifacher
Erwärmer

21⁰⁰

23

Lin - Das Wehklagen

Gallenblase

Kun - Die Erde
(Die Schattenseite, Der Strom)

1⁰⁰

Fu - Die Wiederkehr

23⁰⁰

19

24

2

Die Hexagramme sind kreisförmig angeordnet und die Organe werden diesen Hexagrammen zugeordnet. Die Organsysteme den Hexagrammen, nicht umgekehrt! Die Hexagramme als neutrale Darstellung und Ausdruck einer bestimmten Energie/Qi waren zuerst da. Die Organsysteme wurden dieser, den jeweiligen Hexagrammen immanenten Energie, zugeordnet. Alle 12 Organsysteme wurden also eingebettet in einen 12er Kreislauf der Hexagramme mit dem Namen „**Die 12 Ebbe- und Flut-Hexagramme**". Ihre Anordnung verdeutlicht sofort eine ganz bestimmte Energiebewegung, die wir dann auch am häufigsten dargestellt finden in der Yin/Yang-Monade.

Sie sehen also einen Anstieg der Yangenergie bis zu seinem Höhepunkt von 6 Yanglinien, ohne Yinlinie und dann den Rückzug der Yanglinien bis zum völligen Yin, welches durch 6 Yin-Linien, ohne eine einzige Yanglinie dargestellt ist. Diese Darstellung entspricht 12 Einheiten einer Bewegung, es zeigt 12 verschiedene Aspekte, Teilschritte einer Sache, eines Problems, einer Situation. Also ähnlich wie die 5 Wandlungsphasen (**Wu Xing**) eben 5 Schritte einer solchen Bewegung aufzeigen, erfolgte die Einteilung hier in 12 Schritten, die jeweils spezifische Merkmale bestimmter Situationen für die unterschiedlichsten Ebenen festlegte. Die Bewegung des Yang nimmt zu bis zum Höhepunkt und geht dann zurück bis zum Tiefststand, dem höchsten Yin, um dann wieder von Neuem zu beginnen. Genau diesen Verlauf und diese mobile Entwicklung sahen die alten Chinesen auch in den Organsystemen und ihren verschiedenen Funktionen. Innerhalb dieser Beschreibungen des Energieverlaufs/Qi-Flusses konnten wieder um die unterschiedlichsten Ebenen vereint werden, die alle diese Art von Energie/Qi darstellten und, anders ausgedrückt, lebten. So finden wir im Hexagramm vielfältige Informationen über die Organsysteme in sehr unterschiedlichen Bildern, Symbolen und auf verschiedenen Ebenen. Der Name des

Hexagramms, das Bild selbst und die vertiefenden Inhalte geben allesamt Erläuterungen und enthalten Informationen über die Wirkweise des jeweiligen Organsystems. Auch mit diesem, auf den ersten Blick recht primitiven und wenig aussagendem Blick auf altes Wissen, steht uns plötzlich eine Fülle an Informationen zur Verfügung, die allesamt etwas mit dem entsprechenden Organsystem zu tun haben. Auch weitere Zuordnungen, wie die 12 westlichen Tierkreiszeichen, geben uns Hinweise über die Physiologie und die Pathologie der Organsysteme.

Faszinierend auch hier die durchgängig zu findende **Widersprüchlichkeit** innerhalb der Chinesischen Medizin. Die Ebbe- und Flut-Hexagramme kann man verstehen im Sinne des Aufsteigens des Yang und dies als Flut bezeichnen, aber umgekehrt ist es ebenso möglich, das Zunehmen des Yin als Flut zu bezeichnen. Dann im Sinne des Flutens der Flüssigkeiten, des Fruchtbaren, welches dem Yin zuzuordnen ist. Beide Bezeichnungen und Interpretationen sind richtig, wenn eben klar ist, worauf sich die Zuordnung bezieht. Dies ist sicherlich auch ein Grund, warum es so viele Missverständnisse über die Chinesische Medizin in der westlichen Welt gibt.

Die genauere Betrachtung aller einzelnen Hexagramme und ihrer tieferen Bedeutungen finden Sie dann auf den DVDs zu den einzelnen Organsystemen.

f. Der „Offene Geist"

Bevor wir nun mit den Organsystemen selbst beginnen, möchte ich Ihnen noch eine weitere Idee der Chinesischen Medizin mit auf den Weg geben, die wunderschön den *Offenen Geist* verdeutlicht, den wir so schmerzlich in unserer Heil-Tradition, der Schulmedizin, vermissen. Die Chinesische Medizin sucht in allem das Gemeinsame, die **Einheit.** Sie schaut wenig nach den trennenden Dingen, den Unterschieden und analysiert in diesem Sinne nicht, sondern sucht Beziehungen, sucht nach Mustern vielerlei Art und versucht, die Gemeinsamkeiten, die Synthesen bestimmter Prozesse zu sehen und zu ordnen. Sie geht in ihrer Methode immer eher zum großen Ganzen. Wo befindet sich der Mensch zum gegenwärtigen Zeitpunkt im Leben? Das ist die Frage, welcher die Chinesische Medizin nachgeht. Und so sucht sie auch weniger nach äußeren Einflüssen. Diese kennt sie zwar – sehr gut sogar – doch sie hinterfragt immer wieder, warum ein Mensch gerade jetzt daran erkrankt, während z.B. einige andere Menschen in sehr ähnlichen oder gar derselben Situation nicht krank werden. In der Schulmedizin wird hingegen das Trennende gesucht. Es wird analysiert, das immer kleinere Teilchen gesucht. Es wird gesucht nach äußeren Einflüssen, die die Krankheit ausgelöst haben, um dann zu versuchen, diese Auslöser (z.B. Viren, Bakterien) möglichst zu unterbinden und zu vernichten. Mit solch einer Methodik entfernt sich die Schulmedizin natürlich immer mehr vom Ganzen (vom Heil, vom Heiligen).

Dieses in Kürze, um zu verstehen wie unterschiedlich, ja gegensätzlich beide Medizinsysteme arbeiten. Nun könnte man meinen, dies sei nun ein schwieriges Problem und fragen, wer hat denn nun Recht? Doch im Grunde genommen ist es das Ge-

genteil. Es ist ein Glücksfall. Wir hätten die beiden Kräfte des Universums, Yin und Yang, sozusagen entdeckt und benutzen beide gemeinsam, um die bestmöglichen Resultate zu erzielen. Doch genau hier verweigert sich die Schulmedizin. In ihrem arroganten Glauben, die alleinige Weisheit gepachtet zu haben, sorgt sie, zusammen mit der sehr mächtigen Pharmaindustrie und gepaart mit unseren Ängsten, für eine völlig einseitige Anwendung. Nichts außer Schulmedizin darf es sein!

Ich will Ihnen direkt hier erläutern, wie so etwas von statten geht und wie fatal dies für die Menschheit im Allgemeinen und die Patienten im Besonderen ist. Und ich möchte Sie, liebe Leser, darauf aufmerksam machen, dass jeder Einzelne von uns dazu beiträgt! Denn wir bestimmen die Nachfrage! Wir wählen den Weg, die Politiker, die uns vertreten, und wir stehen letztlich dafür gerade.

Als die Schulmedizin nach China kam, wurde sie sehr kritisch betrachtet, geprüft und dann für gut befunden und entsprechend gefördert und eingesetzt. Nach einiger Zeit jedoch tauchten Probleme auf und der erste rasante Aufstieg der Schulmedizin stagnierte und sank dann sogar wieder ab. Der Grund war einfach. Die Schulmedizin hatte auf bestimmten Gebieten der medizinischen Versorgung des Volkes - wie z.B. der Vorsorge oder der Behandlung chronischer Krankheiten - wenig zu bieten. Das erkannten die Chinesen sehr schnell und fortan behandelten sie eben zweigleisig. Mal mit der einen, dann mit der anderen und oft mit beiden Methoden gleichzeitig und erziel(t)en damit sehr gute Erfolge. Weil sie erkannt haben, dass die Schwäche der einen Medizin die Stärke der anderen ist und sie sich dadurch wunderbar ergänzen.

Diese Idee findet umgekehrt im Westen keinen Eingang! Aus Sorge und Angst, nicht mehr genug verdienen zu können oder nicht mehr der Tollste zu sein? Nehmen wir nur mal die Ausbildung von TCM-Ärzten in China und hier. In China dauert die Ausbildung 5-8 Jahre im Vollzeitstudium, mit sicher nicht weniger Unterrichtsstunden als hierzulande. Bei uns kann sich ein Arzt nach 8-12 Wochenenden Ausbildung „Arzt für Akupunktur" schimpfen, obwohl er nicht mal in der Lage ist, eine ordentliche chinesische Diagnose zu stellen. Ohne Diagnose jedoch keine Therapie, das weiß auch die Schulmedizin. Wenn die Chinesen es umgekehrt auch so machen würden (in 8 Wochenenden kann man allgemeinmedizinisch behandeln), glauben Sie mir, die Ärzte hierzulande würden Amok laufen! Überhaupt wird vieles was bei uns im Westen den Namen Chinesische Medizin oder **TCM (Traditionell Chinesische Medizin)** trägt, der Sache wenig gerecht. So wird versucht, viele Aspekte der Chinesischen Medizin westlich zu verstehen und zu beurteilen. Auf diese Weise kommt man deshalb oft zu der Erkenntnis, dass dieses und jenes doch ziemlicher Humbug sei. Natürlich! Aus westlich-schulmedizinischer Sicht mag das stimmen! Doch nehmen wir nochmals das Bild mit der chinesischen Sprache. Ein chinesisches Schriftzeichen sagt uns gar nichts. Mit unserem Wissen und unseren bekannten Methoden betrachtet, sind es ein paar Striche, ein Bild vielleicht, aber eine Sprache wohl kaum. Keine Buchstaben, keine Wörter, keine Strukturen wie wir sie kennen, also, keine Sprache.

Das ist der Entschluss zu dem wir kommen müssen, wenn wir so an die chinesische Sprache herangehen, weil wir sie nicht verstehen. Doch diese Art des Herangehens ist natürlich falsch. Wir können die Chinesische Medizin nur in ihrem eigenen Kontext und ihren eigenen Begriffen verstehen, niemals anders. So wie es für Baseball andere Regeln gibt als für Fußball. Es sind beides Ballspiele, aber doch sehr verschiedene!

Deshalb müssen wir uns auf die chinesischen Begriffe, das chinesische Gedankengut, einlassen, was zu Beginn zwar schwieriger ist, aber effektiver und auch freudvoller, wenn wir etwas weiter in das Thema eingestiegen sind. Bewahren Sie sich Ihren Offenen Geist auf der Suche nach der Einheit hinter all der Zweiheit!

g. Auch noch wichtig...

In dem hier vorliegenden Buch über das Verständnis der 12 Organsysteme der Chinesischen Medizin, habe ich *mein* Wissen aus 20 Jahren Beschäftigung mit dem Thema in Theorie und Praxis zusammengefasst. Aufgefordert und ermutigt durch meine Schüler und meine Lehrer, habe ich versucht, ein Bild von der alten Idee und dem damaligen Konzept der Chinesischen Medizin für die moderne Welt zu entwickeln und stelle dieses nun hier vor. Im klassischen Sinne bin ich sowohl theoretisch als auch praktisch ausgebildet worden und durch meine eigene Übungserfahrung und Meditationspraxis konnte ich in einige Bereiche tiefer eindringen als ich es mir je vorgestellt hatte. Mir wird immer klarer, warum mein verehrter Meister Li immer sagt: **„Ein Akupunkteur, der kein Qigong praktiziert, kann kein guter Akupunkteur sein."** Oder, um es mit einem bekannten Filmtitel auszudrücken: „ Denn sie wissen nicht, was sie tun!" Es dürfte klar und nachvollziehbar sein, dass ein Fußballtrainer, der noch niemals wirklich auf einem Spielfeld Fußball gespielt hat, sondern sich nur theoretisch und im Tischfußball fortgebildet hat, wohl nicht so überzeugende Leistungen erbringen wird wie ein ehemaliger Fußballprofi.

Was mir wichtig ist, ist die philosophische Betrachtung und Darstellung eines Medizinsystems, welches so grandios und so umfassend, so weitsichtig und so klar, so scheinbar chaotisch und dabei doch so effektiv ist, wie eben die Chinesische Medizin wie sie vor Jahrhunderten oder gar Jahrtausenden ausgeübt wurde. Die heutige **„TCM"** hat leider nur noch wenig mit der ursprünglichen Chinesischen Medizin gemeinsam.

Bei der Vorstellung der einzelnen Organsysteme habe ich als Grundlage oft den Namen des Organsystems, das Schriftzeichen und das entsprechende Hexagramm gewählt. Dies jedoch nicht immer. Zusätzlich eingeflossen ist die jeweilige Höchstzeit des Organsystems (die Erdenzweige) und verschiedene Sätze aus den Klassikern wie dem Huangdi Neijing, aber auch aus dem Zhuangzi oder dem Daodejing. Ergänzend habe ich Ideen aus meiner eigenen Schulung eingebracht. Einige Geschichten, Anmerkungen zur Physiologie und Pathologie runden das Spektrum ab. Letztlich sind einige Akupunkturpunkte exemplarisch genannt, die in dieser Art und Weise und mit den genannten Indikationen in der üblichen Literatur, meines Wissens, nicht zu finden sind. Alles zusammen, so mein Wunsch, soll den Geschmack, die Idee, die Aufgabe, die Verbundenheit, den kosmischen Geist und das *Bild* des jeweiligen Organsystems deutlich werden lassen und Ihnen nicht nur theoretische Information bringen, sondern auch Ihren Wunsch, selbst forschend tätig zu werden, fördern.

Wie ich bereits zuvor bemerkt habe, erhebe ich keinerlei Anspruch auf Vollständigkeit – nicht einmal alles mir bisher Bekannte hat aus unterschiedlichen Gründen den Weg in dieses Seh-Buch gefunden – und doch hoffe ich, dass Sie eine Menge staunen und lernen können aus dem hier Dargelegten.

Zu guter Letzt möchte ich Sie nun noch bitten, all Ihr bisheriges Wissen beiseite zu legen. Wie mein verehrter Meister Xu immer sagt: „Legt eure Köpfe draußen ab. Nach dem Seminar könnt ihr sie wieder haben." Sie sind noch jungfräulich und wissen nichts über dieses Thema. Dies ist sehr wichtig, wie die vielleicht bekannte **Zen**-Geschichte beleuchtet: Der bekannte Philosophie-Professor besucht den Zen-Meister. Er fragt ihn nach dem wahren Gehalt der Lehre. Der Mönch beginnt zu antworten und wird vom Professor immer wieder unterbrochen, weil dieser das alles schon kennt. Nachdem dies einige Male geschehen ist, hört der Mönch auf zu antworten und bietet ihm Tee an. Der Professor nimmt dankend an und der Mönch schüttet und schüttet und schüttet, bis die Tasse überläuft. „Halt", schreit der Professor. „Was machen Sie denn da. Sehen Sie nicht, dass die Tasse schon voll ist und jetzt überläuft." Darauf antwortet der Mönch: „Das sehe ich sehr wohl! Doch nur leere Dinge können auch gefüllt werden."

Nun, liebe Leser, wenn Sie leer sind und gefüllt werden möchten, dann lassen Sie uns loslegen und unsere faszinierende Reise durch das Verständnis der 12 Organsysteme in der Chinesischen Medizin beginnen. Seien Sie mit Muße und Freude dabei.

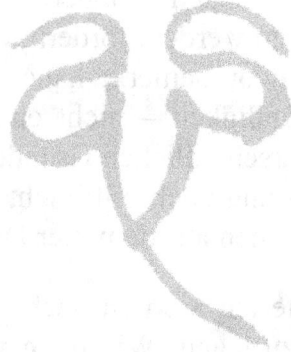

BEGRIFFSERKLÄRUNGEN

* **Qigong** – Übungen mit der Lebenskraft (Qi), die Körper, Atem und Geist verbinden

* **Yijing** – Buch der Wandlungen, ältestes Buch der Welt über den steten Wandel der Welt

* **Daodejing** – Buch von Laozi, dem Begründer des Daoismus (der Lehre vom Dao), Bibel der Daoisten

* **Talent** – Fähigkeit, Aufgabe, Bestimmung, Fertigkeit, später Geld

* **Taijiquan** – Innere Kampfkunst in der Verschmelzung von Körper, Qi und Geist

* **Dao** – Sinn, Weg, Urkraft hinter allem Leben und allen Erscheinungen

* **Wuwei** – Nicht-Tun, Nicht-Handeln, dem Fluss des Lebens folgen ohne selbst einzugreifen

* **Satsang** – Gespräch, Lehrstunde

* **Advaita** – indische Schule der absoluten Einheit von Allem

- **König Yu** – Begründer der Xia-Dynastie von etwa 2200 – 1800 v. Chr.

- **Lo-Shu** – Magisches Quadrat aus dem 3. Jahrtausend v. Chr. Auf einer Schildkröte am Fluss Lo

- **Feng Shui** – Wind und Wasser, die Lehre von den Wirkungen der Umwelt auf die Lebewesen

- **Zhou Dynastie** – herrschende Dynastie von etwa 1122 – 256 v. Chr.

- **Konfuzius** – Weiser Mann, Begründer des Konfuzianismus (Tugendhaftigkeit des Menschen)

- **Laozi** – Begründer des Daoismus (Natürlichkeit des Universums)

- **Meditation** – Zustand tiefer Achtsamkeit und Nähe zur Natur, zum Ursprünglichen

- **Trance** – Zustand tiefer Entspannung und geistiger Ruhe

- **Innere Alchemie** – Methode daoistischer Weisheitsschulen zur Pflege und Kultivierung von Qi

- **Shennong** – erstes Kräuterwerk der Chinesischen Medizin

- **Yangsheng** – Lebenspflege, etwas tun für Körper, Energie, Atem, Geist und Seele

- **Meister/Laoshi** – Vater, Lehrer

- **Lingam, Yoni** – männliches und weibliches Genital

- **Huainanzi** – philosophisches Werk 100 Jahre vor der Zeitenwende

- **Wu Xing** – 5 Wandlungsphasen, Beschreibung natürlicher Prozesse in 5 Zyklen

- **Zen/Chan** – Meditations- und Erleuchtungsschule aus China und Japan

AUCH VON LOTUS-PRESS

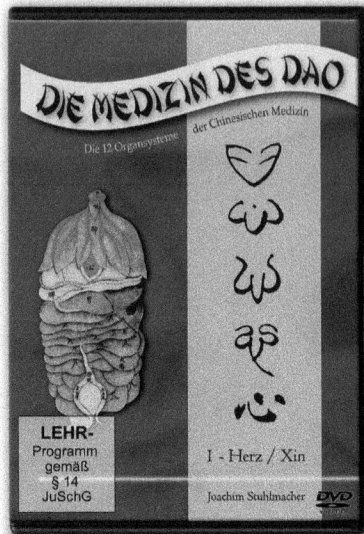

Joachim Stuhlmacher
Die Medizin des Dao - Die 12 Organsysteme der
Chinesischen Medizin 1: Herz / Xin

Auf der ersten DVD (inkl. Geleitbuch) beschreibt der Autor
den spirituellen Hintergrund der Klassischen Chinesischen Medizin und schafft es, dieses Wissen auf unsere heutige westliche
Welt zu übertragen. Das 1. Organsystem Herz/Xin wird detailliert mit seinen Funktionen und insbesondere in seiner
psychologisch-geistigen Ebene erläutert. Erstmals in deutscher
Sprache wird hier tiefgreifendes antikes Wissen in moderner
Form für den westlichen Menschen nachvollziehbar und verständlich aufbereitet.

ISBN
   DVD mit Geleitbuch: 978-3-935367-05-9
   (auch als VideoOnDemand erhältlich)

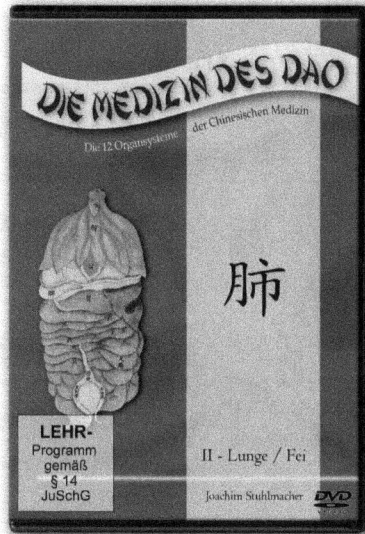

Joachim Stuhlmacher
**Die Medizin des Dao - Die 12 Organsysteme der
Chinesischen Medizin 2: Lunge / Fei**

Das Organsystem Lunge/Fei wird detailliert mit seinen Funktionen und insbesondere in seiner psychologisch-geistigen
Ebene erläutert. Gerade diese in einer technisierten modernen
Welt weitgehend verloren gegangenen Aspekte des Mensch-
Sein sind von existenzieller Bedeutung für das Ausüben jedwe-
der Heilkunst als auch für das Überleben des Menschen auf
diesem Planeten. Erstmals in deutscher Sprache wird hier tiefgreifendes antikes Wissen in moderner Form für den
westlichen Menschen nachvollziehbar und verständlich aufbereitet.

ISBN
DVD: 978-3-935367-02-8 (auch als VideoOnDemand)

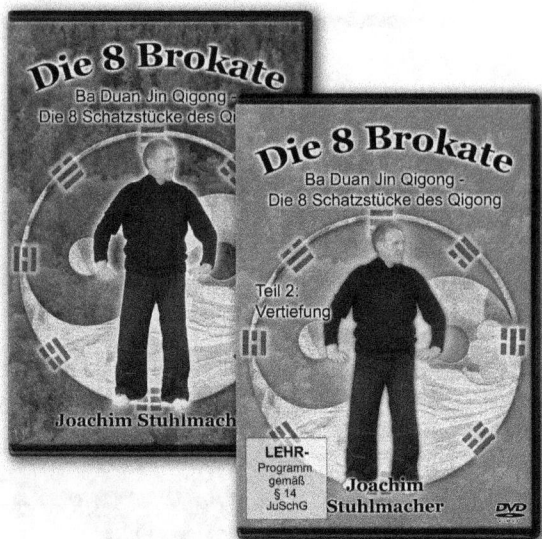

Joachim Stuhlmacher
Die 8 Brokate

Die 8 Brokate Methode des Qigong wird seit mehr als 1200 Jahren geübt und hilft so den Menschen, körperliche Beschwerden, emotionale Probleme und generell geistig - seelisches Leid zu lindern oder gar ganz zu beseitigen. Die Übungen sprechen alle Organe an, regen die Entgiftung an und stärken den Körper in seiner Ganzheit. Wir werden emotional ausgeglichener und ruhiger im Geiste. Wir entwickeln bei regelmäßiger Übungspraxis mehr Lebensfreude und größere Gelassenheit und genießen unser ganzes Sein in vollen Zügen.

ISBN
    DVD 1: 978-3935367-39-4 (auch als VideoOnDemand)
    DVD 2: 978-3935367-76-9 (auch als VideoOnDemand)

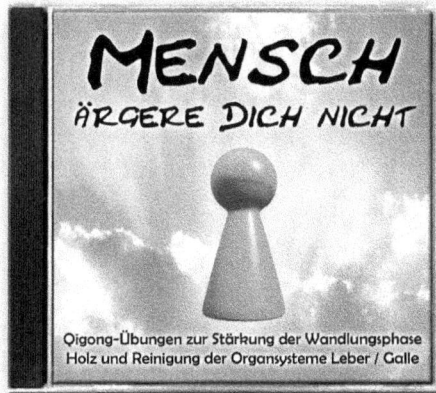

Joachim Stuhlmacher
Mensch ärgere dich nicht

Qigong-Übungen zur Stärkung der Wandlungsphase Holz und Reinigung der Organsysteme Leber / Galle

Die Wandlungsphase Holz und deren Organsysteme Leber und Galle haben weitreichende Funktionen im Körper. Typische Beschwerden bei einer Disharmonie sind ständig wiederkehrender Frust, Zorn, Trauer oder Mutlosigkeit, aber auch scheinbar völlig verschiedene körperliche Symptome wie Schmerzen jeder Art, Unterleibsbeschwerden, Augenkrankheiten, Brustsschmerzen oder -schwellungen, Erkrankungen der Hüftgelenke, Gürtelrose, Herpes oder Verdauungsstörungen.

ISBN
    CD: 978-3-935367-06-6
    (auch als mp3-Download, bzw. Booklet auch als Kindle
    eBook erhältlich)

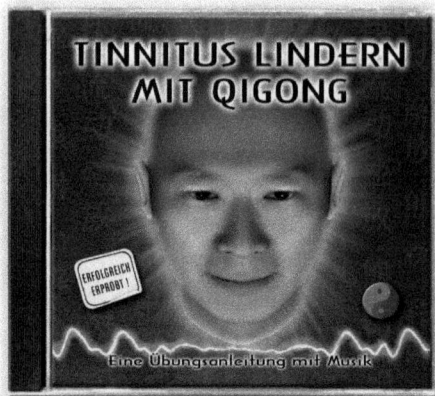

Tinnitus lindern mit Qigong

Qigong bedeutet "Arbeiten mit der Lebenskraft". Das exakte Wissen um den Fluss dieser Kraft in unserem Körper hat schon vor Jahrtausenden die Grundlage der chinesischen Medizin gebildet. Aus dieser Sicht ist Tinnitus eine Störung der Funktionskreise Niere und Leber. Auf der CD werden Übungen angeleitet, die genau diese Funktionskreise stärken und kräftigen. Tägliches Üben vorausgesetzt, zeigen sich diese Übungen schon nach kurzer Zeit auch dem allgemeinen Gesundheitszustand sehr zuträglich.

ISBN
   CD: 978-3-935367-30-1
   (auch als mp3-Download, bzw. Booklet auch als Kindle eBook erhältlich)

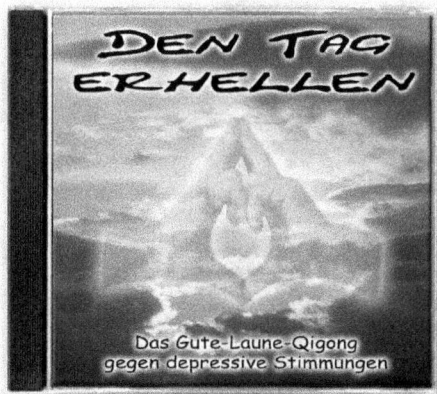

Joachim Stuhlmacher
**Den Tag erhellen - Das Gute-Laune-Qigong gegen
depressive Stimmungen**

Aus der Sicht der Chinesischen Medizin entstehen Depressionen oder 'schlechte Laune' aus einer Disharmonie verschiedener Organsysteme wie beispielsweise 'Herz', 'Leber', 'Lunge' und 'Herzbeutel'. Die Stärkung der genannten Organsysteme sorgt für 'Gute Laune' und eine positivere Sicht der Dinge. Auf dieser CD werden 4 ganz unterschiedliche Übungen aus dem Qigong angeleitet, die genau diese Systeme nachweislich gesunden lassen.

Diese vor langer Zeit entwickelten Qigong-Übungen liegen ganz im Trend der gerade aufkommenden und wegen der großen Erfolgsquote als bahnbrechend bezeichneten 'Achtsamkeits-Welle' in der modernen Psychotherapie.

ISBN
    CD: 978-3-935367-32-5 (auch als mp3-Download,
    bzw. Booklet auch als Kindle eBook erhältlich)

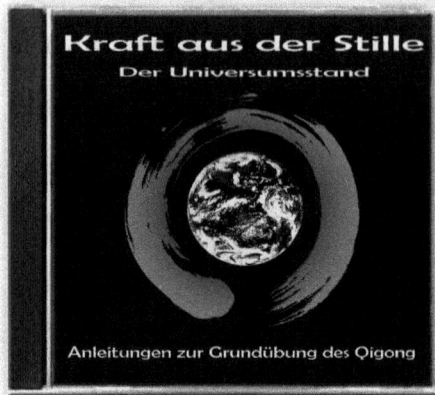

Joachim Stuhlmacher
Kraft aus der Stille - Der Universumsstand

Qigonglehrer Joachim Stuhlmacher leitet auf dieser Doppel-CD Variationen der Standmeditation, der grundlegenden Übung des Qigong, an.

Wegen ihrer Einfachheit bieten sie viel Raum für innerkörperliche Erfahrungen: Blockaden erspüren, den Fluss des Blutes und des Qi wahrnehmen, den Geist zur Ruhe kommen lassen, sich selbst erfahren. Sowohl Einsteiger als auch Fortgeschrittene finden hier die richtigen Übungen zur konsequenten Verbesserung ihrer Gesundheit.

Musikalische Untermalung von Andreas Seebeck.

ISBN
    Doppel-CD: 978-3-935367-35-6
    (auch als mp3-Download erhältlich)

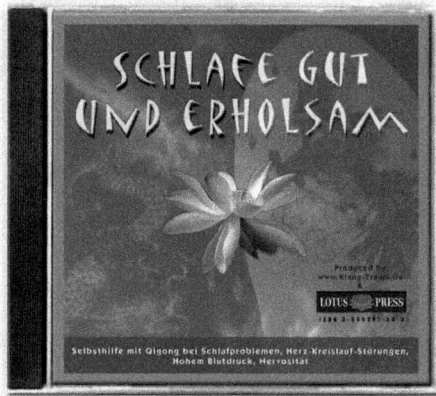

Joachim Stuhlmacher
Schlafe gut und erholsam

Selbsthilfe mit Qigong bei Schlafproblemen.

Schlafstörungen sind vielfältig und weit verbreitet.Hier bietet Qigonglehrer Joachim Stuhlmacher effektive Übungen, um eine erholsamen Schlaf wiederzufinden.Auch gegen Unruhezustände, Nervosität, Schwäche, Schwindel, Herzrasen.

Joachim Stuhlmacher ist erfahrener Ausbildungsleiter für Qigong und Massage und unterrichtet seit Jahren Qigong-Übungen gegen die unterschiedlichsten gesundheitlichen Probleme. Er hat zahlreiche Bücher zu Themen der Chinesischen Medizin veröffentlicht und ist Mitarbeiter im TCM-Zentrum Bad Iburg, wo er Patienten mit Qigong und Massage behandelt.

ISBN
    CD: 978-3-935367-33-2 (auch als mp3-Download)

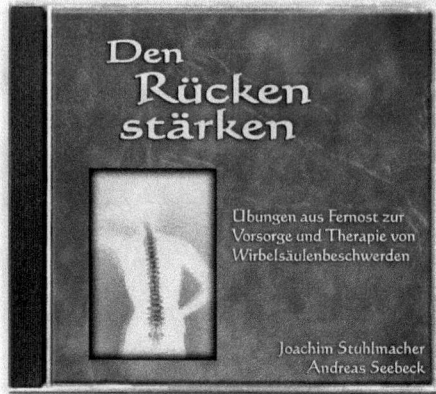

Den
Rücken
stärken

Übungen aus Fernost zur
Vorsorge und Therapie von
Wirbelsäulenbeschwerden

Joachim Stuhlmacher
Andreas Seebeck

Joachim Stuhlmacher
Den Rücken stärken

Dieses Übungsprogramm stärkt den Rücken und ist für Menschen mit oder ohne Qigong - Erfahrung geeignet. Die Übungen werden im Sitzen bzw. Liegen ausgeführt, können also auch bei starken Rückenproblemen durchgeführt werden. Durch regelmäßiges Üben erreichen Sie Schmerzlinderung, eine allgemein bessere Gesundheit und: mehr Lebensfreude!

ISBN
   CD: 978-3-935367-38-1 (auch als mp3-Download)

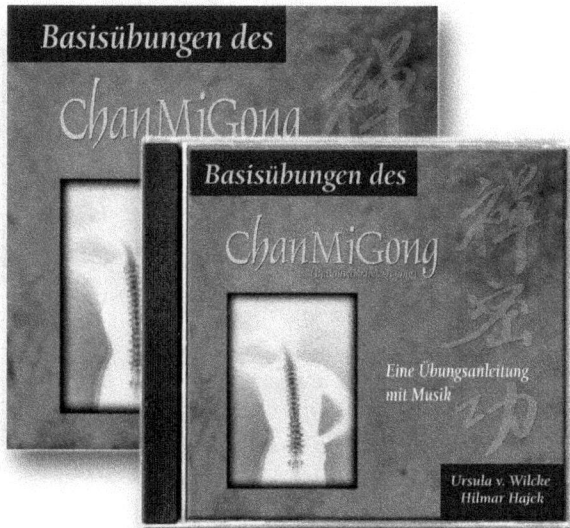

Ursula von Wilcke
**Basisübungen des ChanMiGong - Ausführungen und
Wirkungen der chinesischen Wirbelsäulenübungen**

Buch + CD bauen eine Brücke zwischen der Übung des chinesischen "ChanMiGong" (buddhistisches Qigong) und dem
westlichen Verständnis der Anatomie von Körper und Bewegung. Das Buch beinhaltet gestochen scharfe Fotos zum
Erlernen der Übungen und jede Menge Hintergrundwissen, die
CD fördert ein praktisches Verständnis und führt zu einer tägli-
chen Übungspraxis. Auf ihr werden die vier Basisübungen des
ChanMiGong und das sogenannte "Waschen der Wirbelsäule"
angeleitet.

ISBN
    Paperback mit CD: 978-3-935367-13-4
    (CD auch als mp3-Download erhältlich)

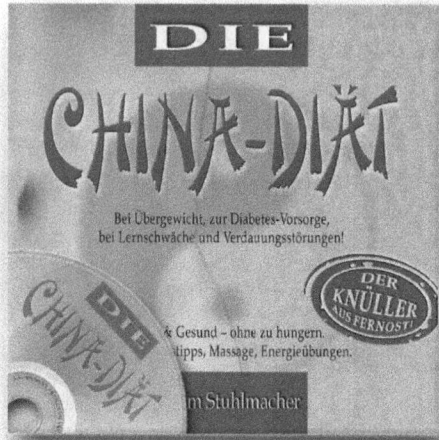

Joachim Stuhlmacher
Die China-Diät

Joachim Stuhlmacher verfügt über mehr als 20 Jahre Erfahrung auf dem Gebiet der Chinesischen Medizin. Mit der "China-Diät" gibt er leicht verständlich und effektiv Hilfestellung auf dem Weg zu besserer Gesundheit und mehr Vitalität.

Im Vordergrund steht hierbei die Praxis: Die beiligende CD ermöglicht es, die speziellen Qigong-Übungen sofort in den Tagesablauf zu integrieren. Eine Einkaufsliste und viele Rezeptideen erleichtern das Umstellen der Ernährung.

Text: Joachim Stuhlmacher
Musik: Hilmar Hajek

ISBN
Paperback mit CD: 978-3-935367-15-8
(CD auch als mp3-Download erhältlich)

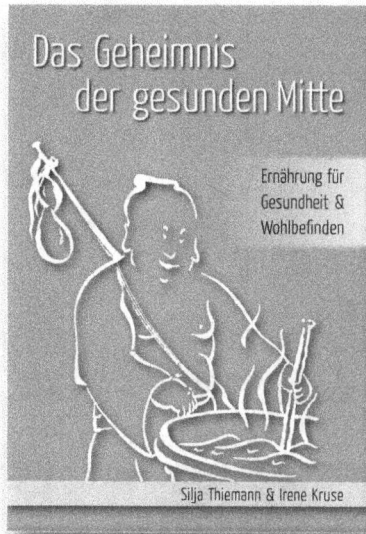

Das Geheimnis
der gesunden Mitte

Ernährung für
Gesundheit &
Wohlbefinden

Silja Thiemann & Irene Kruse

Silja Thiemann, Irene Kruse
Das Geheimnis der gesunden Mitte

Moderne Erkenntnisse der Ernährungswissenschaft werden durch die Autorinnen mit der Weisheit der chinesischen Medizin verbunden und überzeugen durch alltagstaugliche Ernährungstipps und inspirierende Einfachheit.

Entfalten auch Sie Ihr persönliches Potential an Kraft, Harmonie und Gesundheit. Inspirierende Einfachheit und raffinierte Kombinationen laden den Leser ein, viele alltagstaugliche Ernährungstipps auszuprobieren, um die Vorteile einer bewussten Ernährung zu erfahren. So macht gesunde Ernährung Spaß und schmeckt!

ISBN
Paperback: 978-3-935367-71-4

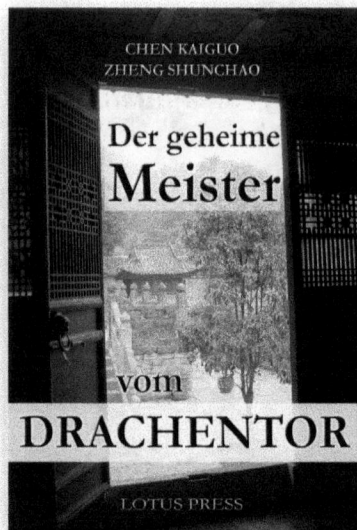

Chen Kaiguo, Zheng Shunchao
Der geheime Meister vom Drachentor

Inmitten der Wirren der Kulturrevolution, die Zehntausenden von Taoisten den Tod bringt, wird der junge Wang Liping von drei daoistischen Meistern zum größten Heiler, Schamanen und Magier Chinas ausgebildet. Dieses Buch erzählt die dramatische Lebensgeschichte Wang Lipings (geb. 1949), des Linienhalters der legendären Drachentorschule des Daoismus. Ein einzigartiger Einblick in die geheime Meisterschulung - spannend wie ein Roman, reich an Wissen und Weisheit.

ISBN
  Paperback: 978-3-935367-47-9

Weitere Informationen und Bonusmaterial
finden Sie auf unserer Website
www.lotus-press.com

LOTUS PRESS

www.ingramcontent.com/pod-product-compliance
Lightning Source LLC
Chambersburg PA
CBHW050552280326
41933CB00011B/1810